Lise Bourbeau

Heilung der fünf Wunden der Seele

Aus dem Französischen
von Dr. Claudia Seele-Nyima

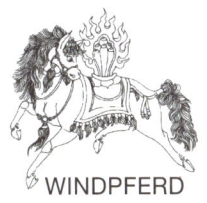

WINDPFERD

Wichtiger Hinweis

Die in diesem Buch beschriebenen Methoden sollen ärztlichen Rat und medizinische sowie psychotherapeutische Behandlung nicht ersetzen. Die in diesem Buch vorgestellten Informationen sind sorgfältig recherchiert und wurden nach bestem Wissen und Gewissen vorgestellt. Dennoch übernehmen Autor und Verlag keinerlei Haftung für Schäden irgendwelcher Art, die direkt oder indirekt aus der Anwendung oder Verwendung der Angaben in diesem Buch entstehen. Sämtliche Informationen in diesem Buch sind für Interessierte zur Weiterbildung gedacht.

Titel der Originalausgabe:
La Guérison des 5 blessures
© 2015 – Copyright by Lise Bourbeau
Erschienen bei *Les Editions E.T.C. Inc., Kanada*

Aus dem Französischen
von Dr. Claudia Seele-Nyima

2. Auflage 2017
© 2015 Windpferd Verlagsgesellschaft mbH, Oberstdorf
Alle Rechte vorbehalten
Umschlagkonzeption und -gestaltung:
Andrea Barth | Guter Punkt – Agentur für Gestaltung
Covermotiv: © vkbhat/istock
Layout: Marx Grafik & ArtWork
Gesetzt aus der Calibri
Druck und Bindung: C. H. Beck, Nördlingen

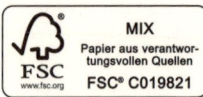

Printed in Germany
ISBN 978-3-86410-105-2
www.windpferd.de

Inhalt

Dank 5

Einleitung 7

Kapitel 1 · Die fünf Wunden – Eine Wiederholung 11

Kapitel 2 · Häufige Fragen 35

Kapitel 3 · Das Ego, häufigstes Hindernis
für die Heilung der Wunden 47

Kapitel 4 · Den Einfluss des Ego und der Wunden verringern 83

Kapitel 5 · Die Wunde der Ablehnung und der Ungerechtigkeit 101

Kapitel 6 · Die Wunden des Verlassenwerdens
und des Vertrauensbruchs 121

Kapitel 7 · Die Wunde der Demütigung 145

Kapitel 8 · Woher wissen wir, welche Wunde aktiviert wurde? 157

Kapitel 9 · Die positiven Auswirkungen der Heilung 173

Die Autorin 213

Dank

- Ein großes **Dankeschön** meinen Tausenden Leserinnen und Lesern auf der ganzen Welt, die mich an ihrer Begeisterung über die Entdeckung der fünf Seelenwunden haben teilhaben lassen. Euer Interesse und eure Anregungen haben mich dazu ermutigt, einen zweiten Band zu dem Thema zu schreiben.

- **Danke** an alle Dozentinnen von *Écoute Ton Corps,* die jedes Jahr zahlreiche Seminare leiten und mir berichten, was sie selbst und die Seminarteilnehmer dabei herausfinden.

- **Danke** an die Tausende Teilnehmer, die mich durch ihre Fragen und Mitteilungen dazu ermuntern, die Lehren von *Écoute Ton Corps* immer weiter zu verbessern.

- Ein ganz besonderer **Dank** gilt meinem Neffen Sylvain, der mir den notwendigen Anstoß gab, als er mich eines Tages fragte, wann ich denn ein neues Buch über die Heilung der fünf Wunden schreiben wolle. Wie allen anderen, die mir diese Frage stellen, schlug ich ihm vor, das letzte Kapitel des Buches *Heile die Wunden deiner Seele* zu lesen, in dem dieses Thema behandelt wird. Er erwiderte, er habe es mehrmals gelesen, es sei aber nicht ausreichend und er habe nun genug davon, sich von seinen Wunden beherrschen zu lassen. Ich spürte, dass seine Bitte von Herzen kam und dass es ihm wichtig war, Fortschritte in seinem Heilungsprozess zu machen. So beschloss ich, das Thema Heilung zum Thema meines nächsten Buches zu machen.

- **Danke** an Virginie Salu für ihre ausgezeichnete sprachliche Überarbeitung.

- **Danke** an Jean-Pierre Gagnon, Herausgeber der *Éditions ETC,* für seine ausgezeichnete Arbeit und kontinuierliche Unterstützung.

- **Danke** an Monica Shields, Geschäftsführerin von *Écoute Ton Corps,* dafür, dass sie das Layout dieses Buches geprüft hat, wie sie es schon für all meine Bücher seit meiner allerersten Veröffentlichung getan hat.

Einleitung

Schon fünfzehn Jahre sind vergangen, seit ich mein erstes Buch über die Seelenwunden verfasst haben. Jetzt ist es an der Zeit, so meine ich, dass ich dich an den zahlreichen Erkenntnissen, die ich seitdem gewonnen habe, teilhaben lasse. Diesmal möchte ich den Akzent vor allem auf die Heilung der Wunden legen, unter denen so viele Menschen leiden.

Heile die Wunden deiner Seele[1] bricht weiterhin alle Verkaufsrekorde, in französischsprachigen wie auch in mehreren anderen Ländern. Bis 2014, dem Jahr, in dem ich diese Zeilen schreibe, wurde es in sechzehn Sprachen übersetzt. Doch offenbar war es nicht ausreichend, der Heilung der Wunden darin nur ein einziges Kapitel zu widmen, denn noch immer werde ich gefragt: *Wie können wir es schaffen, unsere Wunden zu heilen?*

Vor dem Lesen dieses Bandes ist es wichtig, mit dem Inhalt von *Heile die Wunden deiner Seele* vertraut zu sein, denn ich wiederhole nicht alle darin enthaltenen Informationen. Im ersten Kapitel des vorliegenden Buches gebe ich zwar zum Auffrischen der Erinnerung einen kurzen Überblick über die grundlegenden Merkmale der fünf Wunden, aber dennoch empfehle ich dir, das erste Buch (noch einmal) zu lesen. Denn das Ego fürchtet sich so sehr, wenn es von den Wunden hört, dass es alles in seiner Macht Stehende tut, damit wir das Gesagte oder Geschriebene nicht verstehen oder falsch auffassen. Im dritten Kapitel gehe ich zudem noch einmal detaillierter auf den großen Einfluss des Ego ein, das die Wunden aufrechterhält.

Beim Lesen dieses Buches hast du vielleicht manchmal den Eindruck, dass die Aussagen etwas von denen im ersten Buch

---

1 Windpferd (2000).

7

abweichen. Zerbrich dir nicht den Kopf, an welche Version du dich halten sollst: natürlich an die aktuelle Version. Denn im Lauf der letzten vierzehn Jahre habe ich viele Feinheiten entdeckt, die mir vorher nicht bewusst waren.

Nach tausenden Seminaren, die meine Dozentinnen und ich in all diesen Jahren abgehalten haben, habe ich nun ein sehr viel genaueres Verständnis der Wunden und kann entsprechend darauf eingehen – zum einen aufgrund unserer eigenen Beobachtungen, zum anderen auf der Grundlage dessen, was die Seminarteilnehmer beobachtet und uns mitgeteilt haben.

Du wirst in diesem Buch lernen, wie du den menschlichen Teil deiner selbst annehmen kannst, der weiterhin glaubt, ein bestimmtes Verhalten bedeute – entsprechend den fünf Wunden – *Ablehnung*, ein anderes *Verlassenwerden*, weiterhin *Demütigung*, *Vertrauensbruch* oder *Ungerechtigkeit*. Die Wirklichkeit sieht ganz anders aus. Wenn du in deinem Herzen bist, hast du einen besseren Gesamtüberblick und kannst Situationen und Personen mit ganz anderen Augen sehen.

Beispielsweise könnte jemand so mit dir sprechen, dass du dich abgelehnt fühlst, obwohl er in Wirklichkeit nur seine Bedürfnisse oder Einschränkungen äußert. Wenn du nach und nach in der Lage bist, nicht mehr automatisch zu reagieren, sondern lediglich zu beobachten, dass du eine Wunde spürst, wirst du entdecken, dass die Wunden dir immer weniger wehtun und der Schmerz immer kürzer anhält.

Sehr oft habe ich gehört, dass Betroffene bei der Entdeckung ihrer Wunden – sei es durch ein Buch oder ein Seminar – schockiert und sogar entmutigt waren, weil sie unangenehme Dinge über sich selbst erfuhren. Ihre erste Reaktion bestand darin, diese Dinge loswerden zu wollen.

Es ist wichtig, dass du dich keinen Illusionen hingibst und nicht glaubst, dir stünden von nun an alle erforderlichen „Tricks" zur Verfügung, um keine Wunden mehr zu haben. Ich bin davon überzeugt: Solange ein Mensch auf die Erde kommt, ist es deswegen, weil seine Wunden ihn weiterhin daran hindern, er selbst zu sein, in seiner Mitte, in seinem Herzen zu sein.

Will jemand die Wunden eliminieren, zeugt das von Ablehnung, nicht von Akzeptanz. Es ist vergleichbar mit einem Menschen, der sein Übergewicht loswerden will, sich aber dabei ablehnt, statt sich anzunehmen. Wir wissen: Selbst wenn es uns gelingt, etwas oder jemanden „loszuwerden", weil wir die betreffende Person oder Sache einfach nicht zu akzeptieren vermögen, ist das nur eine temporäre Lösung, denn das Problem kehrt dennoch mit Macht zurück – mitunter in anderer Form, aber so, dass wir genauso darunter leiden.

Zu erkennen, welche Wunde aktiviert ist und wie man sie annimmt, hilft dir dabei, die mit dieser Wunde verbundene Maske nicht zu benutzen. Bestimmt bist du angenehm überrascht zu erfahren, dass du deine Wunde mit einem schnell wirksamen Balsam behandeln kannst, damit sie nicht mehr schmerzt. Dieser Balsam heißt *Akzeptieren* bzw. *Annehmen*. Er bewirkt, dass die Wunden nach und nach an Intensität verlieren und dann, wenn sie aktiviert werden, immer weniger Schmerz verursachen.

Ich nehme an, du bist mit der Macht des Akzeptierens vertraut, denn das ist in all meinen Büchern, Vorträgen und Seminaren ein wiederkehrendes Thema. Wir thematisieren es deswegen so unermüdlich, weil uns das Ego vor allem an das Leid der Vergangenheit erinnert und uns das, was wir an Neuem hören, vergessen lässt.

Wie in all meinen anderen Büchern, duze ich dich auch in diesem. Außerdem möchte ich darauf hinweisen, dass dort, wo im Text die männliche Form benutzt wird, beide Geschlechter gemeint sind. Ist das nicht der Fall, gebe ich es ausdrücklich an.

Ich möchte dir helfen, besser zu erkennen, wie stark deine Wunden jeweils ausgeprägt sind – ein weiterer Grund, warum ich dieses Buch verfasst habe –, und nenne darum zahlreiche Beispiele für aktivierte Wunden. Im Lauf der Jahre ist es nämlich oft vorgekommen, dass ich Menschen, die sich mit dem Thema gut auskennen, gefragt habe: *Ist dir bewusst, dass in der von dir beschriebenen Situation diese Wunde berührt worden ist?* Und die betreffende Person blickte mich unter Umständen völlig überrascht an, denn sie hatte vielleicht nur ihre Ungeduld wahrgenommen. Da haben wir ein gutes Beispiel dafür, dass das Ego uns daran hindert, jedes Mal bewusst wahrzunehmen, wenn eine Wunde aktiviert ist. Wie aber solltest du allmählich deine Wunden heilen können, wenn dir so selten bewusst ist, dass du unter ihnen leidest?

Jetzt bleibt dir nur noch, dein Herz weiter zu öffnen, um weiterzulesen. Am Ende eines jeden Kapitels findest du eine leere Seite, in die du eintragen kannst, was du im Anschluss an die Lektüre ENTSCHEIDEST, in deinem Leben anzuwenden. Ich erinnere dich daran: Um die Erfahrung konkreter, günstiger Veränderungen zu machen, musst du dich ENTSCHEIDEN bzw. BESCHLIESSEN, in deinem Alltag anders zu handeln. Du musst auch akzeptieren, dass du vorher keine Veränderungen durchführen konntest.

> **Zwei Dinge sind unendlich,**
> **das UNIVERSUM und die MENSCHLICHE DUMMHEIT,**
> **aber bei dem Universum**
> **bin ich mir noch nicht ganz sicher.**
>
> – Albert Einstein –

Kapitel 1

Die fünf Wunden – Eine Wiederholung

Zunächst erinnere ich dich daran, dass wir alle mit Wunden zur Welt kommen und lernen müssen, sie anzunehmen. Sie haben sich im Laufe zahlreicher Inkarnationen entwickelt und je nach unserem Lebensplan sind manche für uns leidvoller als andere. Das Ausmaß des Leidens ist bei jedem von uns anders und die meisten wissen weder, woher ihr Leid kommt, noch, wie sie es „abstellen" können. Alles, was wir wissen, ist, dass viele Menschen und Situationen uns zu einer Reaktion verleiten und dass wir als Konsequenz daraus leiden. Darum ist es so interessant, den Ursprung unseres Leidens zu finden.

Warum sprechen wir von „Seelenwunden"? Weil die Seele es nicht mehr aushält, immer wieder von ihrem Lebensplan abgebracht zu werden, und zwar dadurch, dass wir das Ego unser Leben steuern lassen. Sie leidet, denn das Ziel ihrer Inkarnationen ist es, in wahrer Liebe und Selbstannahme zu leben, um schließlich ihre Göttlichkeit erfahren zu können.

Unsere Seele leidet auf unterschiedliche Weise, je nachdem, welche Wunden aktiviert wurden. Das Traurige dabei ist, dass wir uns von unserem Ego einreden lassen, es helfe uns, weniger zu leiden, obwohl in Wirklichkeit das Gegenteil der Fall ist.

Es ist dem Ego unmöglich, die Leiden der Seele zu spüren.
Es lebt nur für sich selbst.
Seine große Befriedigung liegt darin, Recht zu haben.

Das bevorzugte Mittel des Ego, uns davon abzuhalten, das durch eine Wunde verursachte Leid zu spüren, besteht darin, uns jedes Mal bei Aktivierung einer Wunde dazu zu bringen, eine Maske anzulegen. Es glaubt ernsthaft, dass es uns schützt, und erkennt nicht, dass wir durch ein solches Verhalten unsere Wunden nur erhalten und nähren. Je mehr eine Wunde genährt wird, umso mehr schmerzt sie. Je schneller und stärker wir reagieren, umso länger hält die Reaktion an.

Warum gibt es so viele Suizide? Warum gibt es Millionen Süchtige, abhängig von Substanzen oder Suchtmitteln wie Zigaretten, Zucker, Glücksspiele, Alkohol, Medikamente, Drogen, die sie einlullen und daran hindern, sich eines echten Problems bewusst zu werden? Warum gibt es trotz großer Fortschritte in der Forschung immer mehr schwere Krankheiten? Warum so viele Trennungen und Scheidungen? Weil die Menschen ihren ganzen Seelenschmerz nicht spüren wollen.

Doch leider macht das Verleugnen dieses Schmerzes es nur noch schlimmer. Man könnte es mit einer tiefen körperlichen Verletzung vergleichen: Die Wunde ist offen und entzündet sich allmählich. Selbst wenn du versuchst, sie zu verdecken, um sie nicht zu sehen, verschlimmert sich die Infektion und schmerzt immer mehr, bis zu dem Tag, an dem du deine Schmerztoleranzschwelle erreichst. Nun bleiben dir zwei Möglichkeiten: entweder du stirbst daran oder du unternimmst etwas, um sie zu heilen. So weit ist es mit der menschlichen Spezies gekommen! Höchste Zeit, dass wir erkennen, wie dringend wir es schaffen müssen, das Leben zu führen, nach dem wir alle streben ... ein glückliches Leben statt eines leidvollen.

Nachdem ich viele Jahre lang vielfältige problematische Situationen beruflicher und persönlicher Natur beobachtet und angehört habe, wird mir eindeutig klar, dass wir entsprechend unserer Wunde bestimmte Verhaltensweisen oder Einstellungen anderer Menschen auf uns ziehen. Ich bin zu der Auffassung gelangt, dass wir alle mindestens vier der fünf Wunden

in uns tragen. Wir alle leiden unter Ablehnung, Verlasse⌐
den, Vertrauensbruch und Ungerechtigkeit. Nur die V
der Demütigung scheint nicht bei allen Menschen vorhanden
zu sein. Die meisten nehmen an, dass sie mindestens zwei der
vier Wunden haben, nämlich die offensichtlicheren bzw. die,
die am meisten wehtun. Wir können jedoch feststellen, dass
bestimmte Wunden sich mit den Veränderungen in unserem
Leben verringern, während andere stärker werden.

Ich persönlich komme aus einer kinderreichen Familie. Meine
Eltern haben für ihre elf Kinder alles getan, was ihnen möglich war, indem sie viel arbeiteten. Sie waren jedoch nicht so
für uns da, wie wir es uns gewünscht hätten, und hatten keine
Zeit, uns zu loben oder uns zuzuhören. Warum also fühlten sich
einige von uns eher abgelehnt, andere wiederum verlassen
oder verraten und wieder anderen machte die Ungerechtigkeit
am meisten zu schaffen? Einige von uns litten auch unter der
Wunde der Demütigung. Inzwischen weiß ich: Nicht das, was
unsere Eltern waren und taten, verursachte die mit unseren
Wunden einhergehenden Leiden, sondern es war UNSERE persönliche Wahrnehmung ihres Verhaltens.

**Das, was unser Leid hervorruft, ist immer unsere
Wahrnehmung oder Interpretation der Fakten, nicht das,
was jemand ist oder tut.**

In meinem vorangegangenen Buch über die Wunden habe
ich erklärt, dass sich hinter dem Vertrauensbruch das Verlassenwerden verbirgt und hinter der Ungerechtigkeit die Ablehnung; jedoch spüren wir diese Wunden nicht im selben Ausmaß. Ich empfehle dir, dir dies in Erinnerung zu rufen, wenn du
etwas als Ungerechtigkeit oder Vertrauensbruch empfindest.
Dadurch, dass du nach dem suchst, wovor du in einer verlet-

zenden Situation Angst hast bzw. was du für dich fürchtest, wirst du entdecken, dass die Ängste, abgelehnt oder verlassen zu werden, am leidvollsten und beängstigendsten sind.

Diese Gewissheit habe ich nunmehr, denn die beiden Wunden, die an meinem Körper am ausgeprägtesten und am besten sichtbar sind, waren seit jeher Vertrauensbruch und Ungerechtigkeit. Lange glaubte ich, ich hätte die Erfahrung von Verlassenwerden und Ablehnung kaum oder gar nicht gemacht. Erst im Lauf der letzten zehn Jahre konnte ich allmählich zugeben, dass die Angst vor Ablehnung und die Angst vor dem Verlassenwerden noch präsenter waren als die Angst, verraten zu werden oder Ungerechtigkeit ausgesetzt zu sein.

Ich erinnere dich außerdem daran: Die Angst, dass du selbst andere ablehnst, sie verlässt, ihr Vertrauen missbrauchst oder sie ungerecht behandelst, ist genauso stark ausgeprägt wie die Angst, was andere dir antun könnten. Du wirst auch feststellen, dass du dich selbst im selben Ausmaß verletzt: Im selben Ausmaß, wie du es mit anderen erlebst, lehnst du dich selbst ab, verlässt du dich, demütigst du dich, verrätst du dich und behandelst du dich selbst ungerecht; und ebenso stark leidest du auch darunter. In der Schule *Écoute Ton Corps* bezeichnen wir diese große Wahrheit als *Dreieck des Lebens*.

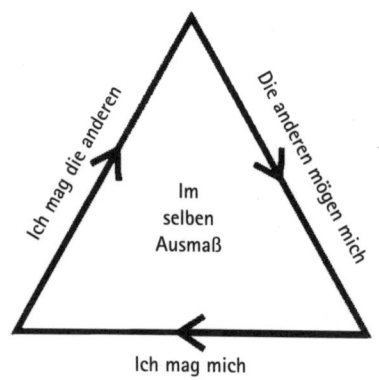

Das *Lebensdreieck* veranschaulicht die Tatsache, dass die anderen ebenso zu dir sind, wie du zu ihnen und zu dir selbst bist. Das Ausmaß des empfundenen Leids – Ängste und aufgewühlte Gefühle – ist gleich.

Hier eine Kurzfassung der charakteristischen Merkmale jeder Wunde und jeder Maske, auf die du beim Lesen dieses Buches immer wieder zurückgreifen kannst. Denk daran, dass wir eine Maske tragen, nachdem eine Wunde aktiviert wurde – entweder von uns selbst oder einem anderen Menschen.

Das Ego spielt uns Streiche, indem es uns weismacht, wir hätten keine Wunde; es ist überzeugt, sie täte weniger weh, wenn man sie verleugnet. **Wir tun unser Möglichstes, um die Wunde zu ignorieren und sie bloß nicht zu spüren, und meinen dann auch noch, die anderen sähen und spürten sie nicht.**

Die Charakteristika jeder Maske unterscheiden sich im vorliegenden Buch leicht von denen, die in meinem ersten Buch beschrieben werden, denn sie beinhalten die Ergebnisse all meiner Recherchen und Beobachtungen seit der Veröffentlichung von *Heile die Wunden deiner Seele*.

Die Wunde der Ablehnung

Erstes Auftauchen der Wunde: von der Zeugung bis zum Alter von einem Jahr. Kind, das sich vom gleichgeschlechtlichen Elternteil abgelehnt fühlt, und meint, es habe kein Recht zu existieren.

Maske: der Flüchtende

Größte Angst: die vor der Panik

Einstellungen und Verhalten bei Aktivierung der Maske:

- Der *Flüchtende* ist zutiefst davon überzeugt, er sei nichts oder nur sehr wenig wert. Er ist fortwährend unzufrieden mit dem, was er ist. Er betrachtet sich als Niete und meint, er tauge zu nichts. Sein Selbstbewusstsein ist gering.

- Er ist davon überzeugt, dass es keinen großen Unterschied ausmachen würde, wenn es ihn nicht gäbe. Er findet, dass er anders ist als der Rest der Familie.

- Er hat das Gefühl, von anderen und sogar von den Menschen im Allgemeinen abgeschnitten zu sein und von ihnen nicht verstanden zu werden. Er fühlt sich oft allein, ist unruhig und „hibbelig" in einer Gruppe.

- Er hat mehrere Fluchtmöglichkeiten entwickelt (geistiges „Abheben", Drogen, Alkohol, Schlaf, übereilter Aufbruch, Videospiele etc.)

- Er schützt sich unbewusst durch Negieren bzw. Verleugnen. Er schottet sich leicht von der Außenwelt ab, indem er sich in seine Traumwelt flüchtet oder in andere Sphären abdriftet (Astralwelt). Unter Umständen fragt er sich sogar, was er hier auf der Erde soll, oder er glaubt, er habe sich in der Familie geirrt.

- Seine Gefühle, vor allem seine Ängste, kommen in ihm hoch, wenn er allein ist.

- Er misst materiellen Dingen wenig Bedeutung zu: Alles, was mit dem Geist oder der Verstandeswelt zusammenhängt, interessiert ihn mehr.

- Er verfügt über eine sehr reiche Fantasie, benutzt sie aber leider dafür, sich mühelos Ablehnungsszenarien auszudenken.

- Er glaubt, bewusst oder nicht, dass Glück nicht lange anhält.

- Er spricht im Allgemeinen wenig und zieht sich in der Gruppe zurück. Er fürchtet, zu stören oder nicht interessant zu sein. Er gilt als Einzelgänger und man lässt ihn allein. Je mehr er sich isoliert, umso unsichtbarer scheint er zu werden.

- Erhebt jemand in seiner Gegenwart die Stimme oder wird aggressiv, zieht er sich schnell aus der Situation zurück, bevor er in Panik gerät.
- Wenn man ihn ansieht, macht er sich sofort Sorgen, was los ist.
- Er hat eine nervöse Energie, die ihm ein großes Arbeitsvermögen verleiht. Er hat das Gefühl, nur dann zu existieren, wenn er sehr beschäftigt ist; das hilft ihm, sich in der materiellen Welt zu verankern.
- Er ist ein großer Perfektionist und wenn er älter wird, gerät er zunehmend in Panik bei der Vorstellung, das Leben nicht mehr meistern zu können. Er glaubt, er habe sein Leben verpatzt.
- Seine Angst vor Ablehnung treibt ihn in bestimmten Situationen zu zwanghaftem Verhalten.
- Er verwendet häufig folgende Worte: Niete, nichts, verschwinden, inexistent, kein Platz, wertlos etc.

Beschreibung des Körpers:

- Kleiner Körper, schmal, sehr schlank
- Oberkörper verspannt, zusammengezogen
- Teil des Körpers kleiner
- Teile des Körpers wenig ausgeprägt (z. B. Gesäß, Brüste etc.)
- Höhlungen bzw. eingefallene Stellen (Brust, Rücken, Bauch etc.)
- Asymmetrischer Teil des Körpers
- Kleine Augen und ein ausweichender Blick
- „Maske" um die Augen herum (ausgeprägte Augenringe)
- Schwache, matte Stimme

- Hautprobleme (vor allem im Gesicht)
- Trägt am liebsten schwarze Kleidung

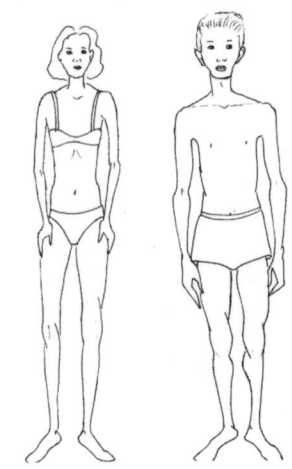

Körperbau und Haltung des Flüchtenden
(Wunde der Ablehnung)

Die Wunde des Verlassenwerdens

Erstes Auftauchen der Wunde: Im Alter zwischen einem und drei Jahren; mit dem gegengeschlechtlichen Elternteil.

Kind, das sich in seiner Beziehung Liebe-Zuneigung vom gegengeschlechtlichen Elternteil nicht unterstützt fühlte und darunter litt. Ihm fehlte emotionale Nahrung oder es erhielt eine Form der Zuwendung, die ohne Wärme war oder nicht seinen Erwartungen entsprach.

Maske: Abhängiger

Größte Angst: Einsamkeit

Einstellungen und Verhaltensweisen, wenn die Maske aktiviert ist:

- Der *Abhängige* hat Schwierigkeiten damit, allein zurechtzukommen, und er fürchtet sich sehr vor der Einsamkeit. Er strebt nach der Gegenwart anderer und nach Aufmerksamkeit. Vor allem hat er ein starkes Bedürfnis, von seiner Umgebung unterstützt zu werden.

- Unabhängig davon, ob er allein ist oder nicht, erfasst ihn oft tiefe Traurigkeit, ohne dass er wirklich wüsste, warum.

- Wenn er allein ist, kann er lange weinen, wobei ihm nicht bewusst ist, dass er sich selbst bemitleidet.

- Er provoziert unbewusst Dramen oder Krankheiten, um Mitleid und Aufmerksamkeit zu erregen. Er entwickelt eine Opferhaltung und meint, er sei vom Pech verfolgt.

- Er schließt sich leicht sehr eng mit anderen zusammen. Er versetzt sich in ihre Gefühle und Leiden hinein, benutzt ihre Probleme jedoch dazu, die Aufmerksamkeit auf sich zu lenken.

- In seiner Art sich auszudrücken, kehrt er die divenhafte, häufig dramatische Seite nach außen, um Aufmerksamkeit auf sich zu ziehen. In einer Gruppe spricht er gerne über sich. Oft zieht er alles an sich.

- Er sucht die physische Gegenwart anderer. Es fällt ihm schwer, etwas allein zu tun oder zu entscheiden.

- Er bittet andere um Rat oder um ihre Meinung und stellt sich unter Umständen sogar als unfähig dar, etwas Bestimmtes zu tun – nur um Hilfe zu erhalten, nicht weil er tatsächlich nicht in der Lage dazu wäre. Anschließend befolgt er jedoch diese Ratschläge mit großer Wahrscheinlichkeit nicht, denn er war einzig und allein auf die Aufmerksamkeit aus.

- Wenn er sich um jemanden kümmert oder etwas für die betreffende Person tut, dann geschieht dies in der Hoffnung, dass sie sich im Gegenzug auch um ihn kümmert.

- Er hat Höhen und Tiefen, an einem Tag ist er gut gelaunt, am nächsten traurig. Seine Gefühle bringen ihn leicht aus dem Gleichgewicht.
- Da es ihm schwer fällt, das Ende einer Beziehung zu akzeptieren, windet er sich auf jede nur erdenkliche Weise, um sich nicht allein wiederzufinden.
- Er hält es für einen Liebesbeweis, wenn der andere seiner Meinung ist.
- In Gegenwart eines zornigen oder aggressiven Menschen hält er den Mund und wirkt wie ein kleines, ängstliches Kind.
- Mit fortschreitendem Alter macht ihm die Vorstellung, allein zu sein, zunehmend Angst. Er entscheidet sich dafür, lieber in einer schwierigen Situation auszuharren als allein zu sein.
- Er verwendet häufig folgende Worte: allein, nicht da, ich ertrage nicht, sie lassen mir keine Ruhe, das habe ich aufgegeben etc.

Beschreibung des Körpers:

- lang gestreckter schlanker Körper, dem es an Spannung fehlt
- Unterentwickeltes Muskelsystem
- Arme scheinen zu lang zu sein und hängen am Körper herab.
- Hängende Schultern
- Krummer, nach vorne gebeugter Rücken
- Ein Teil des Körpers hängt herab oder ist schlaff.
- Ein Körperteil, der sich an einer tieferen Position befindet als normal
- Große traurige Augen oder hängende Augenwinkel
- Dünne Kinderstimme oder klagende Stimme

- Stützt sich oft auf etwas oder jemanden.
- Bevorzugt weite oder herabhängende Kleidung

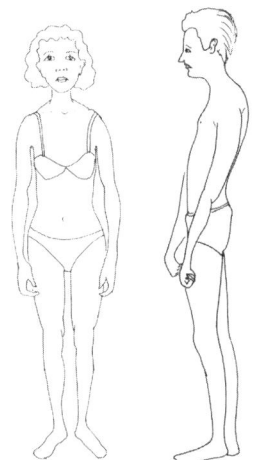

Körperbau und Haltung des Abhängigen
(Wunde des Verlassenwerdens)

Die Wunde der Demütigung

Erstes Auftauchen der Wunde: Im Alter zwischen einem und drei Jahren mit dem Elternteil, das jegliche Form körperlichen Vergnügens unterdrückte und bestrafte. Diese Wunde kann entweder mit einem Elternteil durchlebt werden, nämlich demjenigen, der sich um die körperliche und sexuelle Entwicklung des Kindes kümmerte, oder mit beiden Elternteilen.

Kind, das von einem Elternteil gedemütigt wurde, weil es mit seinen Sinnen genoss. Seine Freiheit wurde von der repressiven, verächtlichen Einstellung immer wieder beeinträchtigt. Es empfand Scham vor diesem Elternteil.

Maske: der Unterwürfige

21

Größte Angst: die vor der Freiheit

Einstellungen und Verhaltensweisen bei aktivierter Maske:

- Der *Unterwürfige* hat zwar eine richtiggehende Missionars-
  seele, doch zeigt er sie häufig nur aus Angst.

- Er glaubt offenbar, dass Gott (oder der Hüter der Moral in
  der Familie) ihn unablässig beobachtet und bewertet. Er tut
  alles, um sich in den Augen Gottes oder der Menschen, die
  er liebt, als würdig zu erweisen. Um spirituell und würdig zu
  sein, so meint er, müsse er das Leid der Welt lindern. Darum
  macht er es sich zur Pflicht, all jenen, die er liebt, dienlich
  zu sein und ihnen Vorrang vor sich selbst einzuräumen. Andererseits hat der *Unterwürfige* Schwierigkeiten damit, sich
  bemuttern zu lassen.

- Er ist in seiner Art zu reden sehr zurückhaltend, denn er
  hat gelernt, dass er nicht das Recht hat, Dinge zu äußern,
  die schaden könnten – vor allem anderen. Er tendiert sogar
  eher dazu, andere zu entschuldigen.

- Er will weder seine Sinnlichkeit noch seine Liebe zu Sinnes-
  genüssen anerkennen.

- Er verdrängt Regungen der Sinne, denn er fürchtet, das
  Maß zu überschreiten und sich dann schämen zu müssen.

- Ebenso fürchtet er, bestraft zu werden, wenn er zu viel
  Freude am Leben hat.

- In seiner Kindheit und Jugend finden sich oft problematische Begebenheiten sexueller Art.

- Er richtet es so ein, dass er nicht frei ist, denn „frei sein"
  bedeutet „schrankenlos sein und zu viel Vergnügen haben".

- Deshalb schränkt er seine Freiheit ein, indem er die Bedürfnisse anderer vor seine eigenen stellt, sodass ihm keine Zeit
  bleibt, das Leben zu genießen. Er glaubt, Sinnesgenüsse
  führten ihn weg von seiner Spiritualität.

- Er kennt seine Bedürfnisse, beachtet sie jedoch nicht, denn er meint, er müsse sich opfern, um sich einen Platz im Himmelreich zu verdienen.
- Er fühlt sich schnell schmutzig, herzlos, schweinisch oder unwürdig. Manchmal ekelt er sich vor sich selbst.
- Essen ist oft das Mittel, mit dem er kompensiert und sich belohnt. Dabei gaukelt er sich vor, er genieße die Mahlzeit, doch Schuldgefühle und Scham vergällen ihm den Genuss.
- Er nimmt schnell an Gewicht zu, um sich einen Begründung dafür zu liefern, auf Sinnesgenüsse zu verzichten.
- Er hat die Gabe, andere zum Lachen zu bringen, indem er sich selbst lächerlich macht und dadurch erniedrigt.
- Er fühlt sich von kleinen Dingen angezogen bzw. gesteht sich nur Kleinigkeiten zu, denn er erkennt die Größe seiner Seele nicht.
- Er benutzt oft folgende Worte: würdig, unwürdig, klein, dick, ich bin eingespannt, Schwein, Schlampe, dreckig etc.

Beschreibung des Körpers:
- Übergewicht, rundlicher Körper.
- Gedrungen
- Rundes, offenes Gesicht
- Große, runde Augen, offen und naiv, wie die eines Kindes
- Wuchtiger Hals
- Stiernacken
- Teil des Körpers rund oder rundlich
- Zieht oft eng anliegende Kleidung an, was die Rundungen betont
- Bekleckert oft die Kleidung
- Übertrieben freundliche Stimme

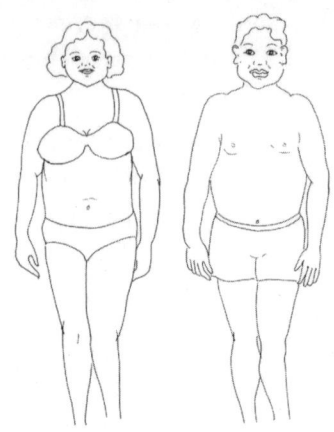

Körperbau und Haltung des Unterwürfigen
(Wunde der Demütigung)

Die Wunde des Vertrauensbruchs

Erneutes Auftreten der Wunde: Im Alter zwischen zwei und vier Jahren mit dem gegengeschlechtlichen Elternteil.

Enttäuschtes Kind, das darunter litt, dass es nicht so viel Aufmerksamkeit vom gegengeschlechtlichen Elternteil erhielt, wie es erwartete. Es fühlte sich in seiner Beziehung Liebe-Sexualität verraten oder manipuliert und verlor das Vertrauen in diesen Elternteil, nachdem es nicht eingehaltene Versprechen, Lügen oder Zeichen von Schwäche bei diesem sah. Verurteilte den Elternteil als jemanden, der seiner Verantwortung nicht nachkommt.

Maske: der Kontrollierende

Größte Angst: Trennung und Verleugnung

Einstellungen und Verhaltensweisen bei aktivierter Maske:
- Der *Kontrollierende* tut alles, um andere von seiner starken Persönlichkeit zu überzeugen. Er nutzt seine Führungsqualitäten, um seinen Willen durchzusetzen.

- Er ist nicht in Kontakt mit seiner Verletzlichkeit und versucht, sich stark zu zeigen. Er legt Wert darauf, dass die anderen wissen, wozu er fähig ist.

- Er leistet etwas, um als sehr verantwortungsvoller Mensch angesehen zu werden. Und verantwortlich sein bedeutet, wie er glaubt, eine Führungspersönlichkeit zu sein. In Wirklichkeit ist er unverantwortlich, denn er bezichtigt die anderen und schiebt ihnen die Schuld zu. Er findet leicht Mittel, um selbst nicht beschuldigt zu werden.

- Er versucht, besonders und wichtig zu sein. Er strebt nach Ansehen, Titeln und nimmt so in einer Gruppe sehr viel Raum ein.

- Er lässt sich vom Auftreten einer reichen oder prominenten Persönlichkeit leicht beeindrucken und vertraut ihr schnell. Darüber vergisst er jedoch, auf der Hut zu sein, und wenn es dann zu Enttäuschungen kommt, wird er letztendlich misstrauisch.

- Sein Ruf ist ihm sehr wichtig. Hat er das Gefühl, dieser sei in Gefahr, dann schädigt er unter Umständen bedenkenlos auch den Ruf eines anderen.

- Lügen gehen ihm leicht über die Lippen, wenn er sich aus einer verfahrenen Situation befreien will. Demgegenüber duldet er es nicht, von anderen angelogen zu werden. Nicht die Tat an sich stört ihn dabei, sondern das Lügen. Beispiel: „Wird die Frau von ihrem Mann betrogen, dann stört sie sich mehr an der Lüge als an der Tatsache, dass er sich mit einer anderen Frau abgegeben hat.

- Er hat viele Erwartungen an andere und ist anspruchsvoll. Wenn er eine Aufgabe delegiert, verlangt er, dass sie auf seine Weise und in seinem Rhythmus erledigt wird, um sich als überlegen und wichtig herauszustellen. Aus Mangel an Vertrauen überprüft er unablässig.

- Er plant gerne alles im Voraus, um es besser kontrollieren zu können. Er findet es unerträglich, dass jemand seine Pläne durchkreuzt. Es fällt ihm schwer, Unvorhergesehenes zu akzeptieren.

- Er hält sich für unentbehrlich und findet Gefallen an der Vorstellung, dass die anderen es ohne ihn nicht schaffen.

- Er hat Schwierigkeiten, sich zu öffnen und anderen anzuvertrauen, und traut dem anderen Geschlecht nicht genug. Er fürchtet, ausgenutzt zu werden. Insbesondere über seine Fehler oder Schwächen will er keinesfalls sprechen.

- Er ist ausgezeichnet im Manipulieren in der Partnerschaft, um Kontrolle auszuüben. Er will nicht zugeben, dass er auf Liebesbeweise aus ist. Alle Mittel sind ihm zum Manipulieren recht: schmollen, erpressen, lügen, verführen, vor Wut weinen, schreien, drohen, sich beklagen. Er kann sogar Gewalt einsetzen.

- Er versteht und handelt zwar schnell, doch meistens, nachdem er voreilige Schlüsse gezogen hat.

- Er ist sicher, im Recht zu sein, will anderen seinen Standpunkt aufzwingen und hat gerne das letzte Wort.

- Er ist nachtragend. Er kann eine Beziehung abrupt, ohne Vorwarnung beenden und jeglichen Kontakt lange Zeit verweigern.

- Er ist intolerant und ungeduldig mit jenen, die seiner Meinung nach zu langsam sind. Er zeigt unumwunden seinen Zorn.

- Er ist bestrebt, sich sehr unabhängig zu zeigen, um nicht mit seiner Angst vor Trennung, also des Verlassenwerdens, in Berührung zu kommen. Er kritisiert abhängige Menschen.

- Er benutzt häufig folgende Ausdrücke: Ich bin in der Lage, vertrau mir, ich vertraue ihm nicht, ich hab's ja gewusst, ich hatte Recht, hast du verstanden, hör mal zu. Außerdem verwendet er diese Worte: verbunden, getrennt, verlassen, stimmt, ehrlich etc.

Beschreibung des Körpers:

- Beim Mann zeigt sich Kraft und Macht im Oberkörper; seine Schultern sind daher breiter als seine Hüften.
- Bei der Frau sind die Hüften breiter und kräftiger als die Schultern. Vom Beckenbereich geht Stärke aus.
- Hervortretende Muskeln in mehreren Körperbereichen
- Gewölbte Brust
- Wirkt mit Übergewicht nicht dick, sondern eher kräftig
- Neigt mit fortschreitendem Alter zum Bauch
- Große Augen, intensiver, verführerischer Blick
- Bevorzugt Kleidung in leuchtenden Farben.

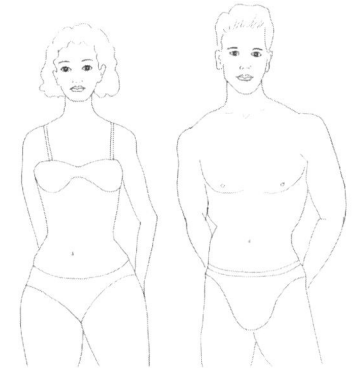

Körperbau und Haltung des Kontrollierenden
(Wunde des Vertrauensbruchs)

Die Wunde der Ungerechtigkeit

Erstes Auftauchen der Wunde: Im Alter zwischen vier und sechs Jahren; mit dem gleichgeschlechtlichen Elternteil.

Kind, das unter der Kälte des gleichgeschlechtlichen Elternteils litt. Konnte sich bei diesem Elternteil nicht frei ausdrücken und es selbst sein. Reagierte, indem es sich von seiner Empfindsamkeit abschottete, zwang sich, Leistung zu erbringen und perfekt zu sein. Blockierte den Ausdruck seiner Individualität.

Maske: der Starre

Größte Angst: die vor emotionaler Kälte

Einstellungen und Verhaltensweisen bei aktivierter Maske:

- Der *Starre* zeigt sich lebhaft und dynamisch, auch dann, wenn er müde ist.

- Er gibt selten zu, dass er Probleme hat oder dass ihn etwas stört. Wenn er ein Problem eingesteht, fügt er rasch hinzu, dass es nicht schlimm sei, er sei sehr wohl in der Lage, allein damit fertig zu werden; oder er erzählt, wie er es allein überwunden hat.

- Er ist ein großer Optimist, der sich stets positiv zeigen will.

- Er kontrolliert sich, um perfekt zu sein und dem Ideal zu entsprechen, das er sich gesetzt hat oder von dem er annimmt, dass es von ihm erwartet wird.

- Er tut alles, um seinen Zorn zu kontrollieren – soweit er ihm bewusst ist –, weil er fürchtet, die Kontrolle zu verlieren.

- Er kann bei anderen kontrollierend wirken, wenn seine eigene Vollkommenheit infrage gestellt wird und er sich verteidigt.

- Obwohl stets alles perfekt und richtig sein soll, wenn es nach ihm geht, ist er doch oft der Erste, der eine Tatsache oder eine Anschuldigung übertreibt. Es ist ihm nicht bewusst, wie ungerecht er gegenüber sich selbst und anderen sein kann.

- Der *Starre* will nichts fühlen. Er hat Probleme, Gefühle zu zeigen, weil er nicht mit seiner großen Sensibilität umgehen kann. Er hat Angst, die Kontrolle zu verlieren, und in den Augen anderer nicht vollkommen zu sein.

- Er gilt überdies als kalt und unsensibel, weil er sich selbst und anderen den Eindruck vermittelt, dass ihn nichts berührt. Deshalb ist er unfähig, eine befriedigende Liebesbeziehung aufzubauen.
- Er ist hart zu seinem Körper und gibt selten zu, krank zu sein. Kälte oder Schmerz wahrzunehmen fällt ihm schwer. Er rühmt sich, keine Medikamente oder Ärzte zu brauchen.
- Seiner Meinung nach beurteilt man ihn vor allem nach dem, was er tut, und nach seinem Aussehen. Solange nicht alles fertig und perfekt ist, bleibt er in Aktion. Bevor er sich Vergnügen gönnt, muss er es sich durch harte Arbeit verdienen.
- Er verlangt viel von sich selbst, will etwas leisten und respektiert seine Grenzen nicht. Er akzeptiert darum Faule nur unter Schwierigkeiten.
- Er ist Spezialist darin, sich selbst zu sabotieren, wenn es seiner Meinung nach zu gut läuft.
- Alles muss richtig, gerechtfertigt und vertretbar sein. Ertappt man ihn bei einem Fehler oder Verstoß, rechtfertigt er sich sofort; unter Umständen lügt er deswegen sogar. Aus Angst, dass man ihn ertappen könnte, bereitet er seine Rechtfertigungen im Voraus vor.
- Er kann es nicht lassen, jemanden zu unterbrechen, der in seinen Äußerungen nicht richtig liegt, und glaubt, dem Betreffenden damit zu helfen. Er kritisiert schnell diejenigen, die nicht so handeln, wie er es für vollkommen und richtig hält, so wie er sich auch selbst kritisiert.
- Er glaubt, Wissen sei wichtiger als Gefühle. Er rühmt sich seiner Kenntnisse und seines guten Gedächtnisses.
- Stößt er an seine Grenzen, kann er sehr schroff, sarkastisch, stur und unversöhnlich sein.
- Häufig verwendet er folgende Worte: kein Problem, genau, exakt, sicher, immer, nie, korrekt, angenommen, man muss,

ich sollte, toll, fantastisch, außerdem übertreibende Formulierungen wie: supergut, ganz besonders, zu schön etc.

Beschreibung des Körpers:

- Wohlproportionierter Körper, so perfekt wie möglich
- Sehr aufrechte Haltung
- Eckige Schultern
- Starre, steife Körperteile (beispielsweise Beine, Nacken, Rücken etc.)
- Abgehackte Bewegungen
- Gepflegte,verführerische Erscheinung
- Schmale Taille, durch Kleidung oder Gürtel eingezwängt
- Angespannter Kiefer
- Flacher Bauch, den einzuziehen er sich bemüht
- Rundes, gewölbtes Gesäß
- Klarer, strahlender Teint
- Leuchtender, lebhafter und direkter Blick
- Spröde Stimme, schnelle Sprechweise

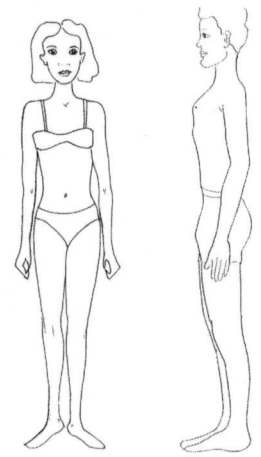

Körperbau und Haltung des Starren
(Wunde der Ungerechtigkeit)

Die Aktivierung der Wunden

Die Einstellungen und Verhaltensweisen, die wir in der Beschreibung der jeweiligen Maske aufgeführt haben, zeigen sich in dem Moment, wenn die Wunde aktiviert wird und wir beschließen, die mit dieser Wunde verknüpfte Maske zu tragen. Warum eine Maske? Weil unser Ego uns weismacht, dass wir den von der aktivierten Wunde hervorgerufenen Schmerz nicht spüren, wenn wir diese verschiedenen Verhaltensweisen einsetzen. Wir glauben zudem, die anderen sähen unsere Wunde nicht.

Das ist damit vergleichbar, eine körperliche Wunde mit einem Verband zu verdecken oder eine Tablette zu nehmen, um nicht daran rühren zu müssen. Auf diese Weise tut man so, als sei der Schmerz gar nicht vorhanden. Physischer Schmerz spiegelt psychischen Schmerz wider und dient dazu, unsere Aufmerksamkeit auf seine wahre Ursache zu lenken.

Der Inhalt dieses Buches gibt dir die Mittel an die Hand, dem Schmerz Einhalt zu gebieten. Aber natürlich ist Lesen dafür nicht ausreichend. Du solltest lernen, die verschiedenen Hilfsmittel anzuwenden, die du in den folgenden Kapiteln findest. So kannst du nach und nach selbst deinen Schmerz lindern und bist nicht mehr auf Hilfe von außen angewiesen.

Eine Seelenwunde heilen ist mit dem Heilen einer körperlichen Wunde vergleichbar. So hat beispielsweise eine Person, der es leicht fällt, die mit einem körperlichen Leiden zusammenhängende Botschaft zu finden, mehrere Lernstadien durchlaufen. Anfangs ist sie ahnungslos und ganz und gar abhängig von äußerer Hilfe (Medikament oder Therapeut). Dann wird ihr bewusst, dass hinter dem physischen Leiden eine Botschaft steht, und sie versucht, diese Botschaft zu entschlüsseln, während sie gleichzeitig das Medikament einnimmt oder sich helfen lässt, um Linderung zu erlangen. Allmählich entdeckt sie die Botschaft schneller und schließlich braucht sie keine Hilfe von außen mehr.

Wie wird eine Wunde aktiviert, berührt? Das kann auf drei Arten geschehen, wie bereits weiter oben im Zusammenhang mit dem Lebensdreieck erwähnt. Hier sind sie:

1. Die Einstellung oder das Verhalten einer Person dir gegenüber löst etwas in dir aus;

2. Du hast jemandem gegenüber Schuldgefühle, hast Angst, ihn zu verletzen und durch das, was du sagst, tust oder noch sagen oder tun willst, eine seiner Wunden zu aktivieren;

3. Du leidest unter dem, was du tust, oder darunter, wie du zu dir selbst bist.

Wir wechseln täglich von einer Wunde zur anderen, je nachdem, wie die Umstände sind und mit wem wir in Kontakt kommen. Mir ist aufgefallen, dass wir bei der Arbeit häufiger unter Ablehnung und Ungerechtigkeit zu leiden haben, im Privatleben sind es dagegen häufiger Verlassenwerden und Vertrauensbruch. Demütigung durchleben wir stets mit uns selbst. Wir beschuldigen nie die anderen, dass sie uns demütigen.

>─┤◆─O─◆┤─<

Nachdem ich das Kapitel gelesen habe, beschließe ich, Folgendes in meinem Leben anzuwenden:

_____

_____

_____

_____

_____

_____

_____

_____

_____

_____

_____

_____

_____

_____

_____

_____

_____

Kapitel 2

Häufige Fragen

Dieses Kapitel stellt Fragen zusammen, die uns bei Seminaren und Konferenzen der Schule *Écoute Ton Corps* regelmäßig gestellt werden.

Sollen Adoptivkinder davon ausgehen, dass ihre biologischen Eltern die Ersten waren, die ihre Wunde aktiviert haben, oder ihre Adoptiveltern?

Unsere Wunden werden im Zeitraum ab der Empfängnis bis zum Alter von sieben Jahren erstmals aktiviert. In bestimmten Richtungen der Psychologie wird die Auffassung vertreten, dass wir all unsere Überzeugungen schon in den ersten sieben Lebensjahren entwickeln. Fest steht, dass die meisten unserer Denkweisen, unsere Überzeugungen, Ängste, Entscheidungen, vom Unterbewusstsein beeinflusst werden.

Unsere Wunden, die schon vor unserer Geburt existierten, können ebenso von biologischen wie auch von Adoptiveltern aktiviert oder geweckt werden. Daran beteiligt sind außerdem auch alle Menschen, die für das Kind in den ersten sieben Lebensjahren eine wichtige Rolle spielen. Das kann ein Großelternteil, eine Erzieherin, ein Lehrer oder jede andere wichtige Person sein.

Ich habe zahlreiche Berichte von Adoptivkindern gehört, die ihre biologischen Eltern als Erwachsene wiedergefunden haben. Im Lauf der Begegnungen und der gemeinsam verbrachten Zeit zum Kennenlernen, stellten sie überrascht fest, dass zischen ihren Wunden – also auch ihren Gefühlen, Ängsten und Überzeugungen – und denen der biologischen Eltern eine große Ähnlichkeit bestand.

Ein Adoptivkind wird immer eine sehr tiefe Verbindung zu seinen biologischen Eltern haben, selbst wenn es sie nie kennenlernt, und zwar deswegen, weil es sie für diese Inkarnation ausgewählt hat. Ihre genetische Verbindung ist genauso wichtig wie die Verbindung ihrer Seelen.

Falls du adoptiert wurdest, vergiss nicht: Es gehört zu deinem Lebensplan, dass du von Geburt an die Erfahrung der Ablehnung und des Verlassenwerdens gemacht hast. Es soll dir helfen, diese Wunden in diesem Leben zu akzeptieren. Solange du nicht die Verantwortung für dafür übernimmst, dass du diese Wahl getroffen hast, wirst du große Probleme haben, die Wunden zu heilen.

Von Geburt an handeln und reagieren diejenigen, die sich um ein Kind kümmern, entsprechend dem, was sie zusammen zu lernen haben. Absolut nichts ist dem Zufall überlassen. Die Intelligenz des Lebens ist so groß, dass wir diese Tatsache zwangsläufig akzeptieren müssen. Wie oft hat schon eine Mutter betroffen zu mir gesagt: *Ich weiß nicht, warum ich bei meiner jüngeren Tochter so leicht die Kontrolle verliere. Sie hat die Gabe, solche Reaktionen in mir hervorzurufen, und ich vergesse darüber all meine guten Vorsätze, ihr gegenüber tolerant zu sein. Ich verstehe das nicht. Mit ihrer älteren Schwester habe ich das nie erlebt und die ist nur drei Jahre älter.*

In diesem Beispiel werden die Wunden bei dem Kind und dem Elternteil aktiviert. Zuerst verliert die Mutter die Kontrolle, weil sie sich von der Tochter abgelehnt fühlt. Anschließend macht sie sich Selbstvorwürfe, eine schlechte Mutter zu sein (Wunden der Ablehnung und der Ungerechtigkeit) und reagiert mit Zorn. Zu derartigen Reaktionen kann es sogar kommen, ohne dass das Mädchen ein Wort sagt: Ein Blick oder eine bestimmte Geste genügt. Das veranschaulicht sehr gut, dass unser Leid von unserer Interpretation einer Situation herrührt. Eine bei der Mutter aktivierte Wunde zeigt an, dass dieselbe Wunde bei der Tochter aktiviert wurde – zur gleichen Zeit und im gleichen Ausmaß. Das gilt auch für ein Adoptivkind.

Ich möchte darauf hinweisen, dass wir gar nicht unbedingt wissen müssen, wann und von wem unsere Wunden in der frühen Kindheit aktiviert wurden. Es genügt, wenn wir uns eingestehen, dass sie da sind. Je mehr Bewusstsein wir entwickeln und je mehr wir in der Lage sind, uns selbst auf diese Weise mehr anzunehmen, umso leichter können wir uns weit zurückliegende Ereignisse wieder ins Gedächtnis rufen.

Wenn ein Elternteil in unserer Kindheit abwesend war, bedeutet das dann, dass manche Wunden nicht aktiviert wurden?

Leider nein. Ich weiß, manche hätten gerne solch ein Glück, doch so ist es nicht.

Wenn sich beispielsweise eine Mutter als Alleinerziehende um ihre Tochter kümmerte, das heißt, ohne dass jemand die Vaterrolle übernahm, dann ist das Kind dennoch von der Wunde des Verlassenwerdens und des Vertrauensbruchs betroffen.

Wunden hätten in diesem Fall auf verschiedene Weise aktiviert werden können:

- durch das, was die Mutter über den abwesenden Vater sagte;
- durch das, was die Tochter bei anderen Vätern und ihren Kindern beobachtete;

- durch einen großen Bruder oder jeden anderen Mann in der Familie;
- durch das Bild, das sie sich von einem Vater machte;
- durch jeden Mann, der in ihren Augen einen Vater repräsentieren konnte, wie ein Lehrer oder ein Freund der Familie.

Das gilt für alle, die während ihrer Kindheit und Jugend einen einzigen Elternteil hatten.

Meine Mutter starb, als ich drei Jahre alt war, und mein Vater heiratete wieder, als ich sechs war. Welche meiner beiden Mütter hat meine Wunden mehr aktiviert?

In jeder Patchworkfamilie haben alle, die eine Elternrolle übernehmen, einen Einfluss auf dich. Im Allgemeinen aktiviert der biologische Elternteil tiefere Wunden, doch häufig setzt der neue Elternteil die Aktivierung nur fort.

Erinnere dich daran, dass wir immer, in jedem Moment, die Menschen anziehen, die wir brauchen.

Sollen Homosexuelle die Rollen der Eltern umkehren?

Nein, die Tatsache, ob es eine homosexuelle Frau oder ein homosexueller Mann ist, hat nichts mit den Wunden zu tun. Die sexuelle Präferenz ist eine sehr persönliche und ausschließlich körperliche Angelegenheit, selbst wenn diese Entscheidung als Reaktion auf ein Elternteil getroffen wird.

Nochmals: Was zählt, ist nicht, dass wir wissen, wer als Erster bestimmte Wunden aktiviert hat, sondern dass wir erkennen, dass sie zu uns gehören und dass unsere Eltern entsprechend ihrem Lebensplan so ausgewählt wurden, weil ihr Plan mit unserem verknüpft ist. Sie sind stets an unserer spirituellen Entwicklung beteiligt.

Die Reaktion darauf, dass ein Mensch sich für Homosexualität entscheidet, steht unmittelbar in Zusammenhang mit dem, was er zu lernen hat. Wenn seine Eltern die Homosexualität leicht akzeptieren, spiegelt dies im Allgemeinen seine eigene Akzeptanz wider und in diesem Lebensbereich werden keine Wunden aktiviert. Akzeptiert ein Elternteil es nicht oder sind sogar beide Eltern dagegen, löst dies eine oder mehrere Wunden aus. Welche das sind, lässt sich mithilfe der jeweiligen Beschreibung herausfinden.

Was Lebenspartner betrifft, kann Homosexualität mitunter jedoch tatsächlich Verwirrung stiften. Leben zum Beispiel zwei Frauen zusammen, kann eine eher die Rolle der Frau und die andere eher die des Mannes spielen. Ist das bei dir der Fall und du betrachtest dich in deiner Partnerschaft als die Frau, dann lässt deine Partnerin möglicherweise bestimmte Leiden in dir wieder aufleben, die du mit deinem Vater durchgemacht hast, aber auch solche, die mit deiner Mutter zusammenhängen. Ich empfehle in solchen Fällen, sich nicht zu sehr darauf zu versteifen, es herauszufinden. Du brauchst dich ja mit jeder Wunde zunächst nur so weit zu befassen, wie sie aufgerissen worden ist, und kannst so auf eine bessere Beziehung hinwirken. Wenn du deine homosexuelle Orientierung akzeptierst, bist du sicherlich weniger verunsichert und hast deine Gefühle besser im Griff.

Oft höre ich auch, dass es diesbezüglich auch in heterosexuellen Partnerschaften zu Verwirrung kommen kann. So sagt eine Frau vielleicht, ihr Mann sei in jeder Hinsicht wie ihre Mutter, und fragt sich, wie sie die Wunden interpretieren soll.

Sie braucht sich dabei nur am Verhalten zu orientieren, denn das Verhalten zeigt, welche Maske im Spiel ist, und weist auf die damit verbundene Wunde hin. Wenn die Frau dann prüft, was sie ihrem Partner in seiner Art zu SEIN vorwirft, wird sie schließlich herausfinden, dass sie ihrem Vater vorgeworfen hat, dass er so war. Die Verwirrung rührt oft daher, dass das Verhalten anders ist, der Vorwurf aber derselbe. Im weiteren Verlauf des Buches werde ich noch auf dieses Thema zurückkommen.

Immer häufiger hört man von Transsexuellen, Transgendern, Intersexuellen, Bisexuellen etc. Was müssen sie im Zusammenhang mit der Aktivierung ihrer Wunden beachten?

Die Antwort ist immer dieselbe. Unsere Eltern aktivieren unsere Wunden unwissentlich, damit wir erkennen, was wir zu lernen haben. Umgekehrt brauchen unsere Eltern uns für die Entwicklung ihrer Seele.

Entscheidet sich ein Mensch für ein unkonventionelles Leben, wird er mit größerer Wahrscheinlichkeit verschiedentlich die Erfahrung machen, abgelehnt zu werden, sei es, dass andere ihn ablehnen, sei es, dass er sich selbst Ablehnung entgegenbringt. Demgegenüber kommen Millionen Menschen mit einer beträchtlichen Wunde der Ablehnung zur Welt, führen aber offenbar ein konventionelles Leben. Wir alle sollten uns daher lieber nicht mit den Unterschieden aufhalten, sondern uns lieber darauf konzentrieren, unser Leid zu lindern. Niemand kann uns das abnehmen.

Was geschieht, wenn wir den Dienst einer Leihmutter in Anspruch nehmen? Von wem wird das Kind im Hinblick auf seine Wunden beeinflusst?

In den neun Monaten der Schwangerschaft ist die Verbindung zwischen den beiden sehr eng, denn das Baby ist ganz von der Leihmutter abhängig. Es wird also von seinen Erfahrungen und Empfindungen beeinflusst. Da es keine Zufälle gibt, beeinflusst die Leihmutter das Kind entsprechend dem, was seine Seele von ihr braucht. Da es anschließend jeglichen Kontakt zu ihr verliert, vergisst es diesen Lebensanfang schnell und macht die Erfahrungen, die es braucht, mit der Mutter, die da ist.

Eine solche Erfahrung kann sehr unterschiedlich erlebt werden. Manche Babys fühlen sich vielleicht abgelehnt, andere verlassen, wieder andere finden sie ungerecht etc. Manche sehen es vielleicht auch so, dass die Entscheidung für eine solche Befruchtungsmethode beweist, wie sehr ihre Geburt herbeigesehnt wurde.

Heutzutage kann man auch Kinder durch In-Vitro-Fertilisation haben. Wie beeinflusst das die Wunden?

Auch hier wieder sollten wir uns daran erinnern, dass es keine Zufälle gibt und alles schon vor unserer Geburt gemäß unserem Lebensplan vorprogrammiert ist. Natürlich kann man davon ausgehen, dass alles wie eine normale Schwangerschaft abläuft, wenn das Sperma des Vaters die Eizelle der Mutter befruchtet hat, mit Ausnahme des großen Aufwands. Speziell die Eltern können sich fragen, was sie durch diese Erfahrung

lernen. Das Kind wiederum wird wissen, dass es sehr herbeigesehnt wurde, was nicht für alle Kinder gilt.

In-Vitro-Fertilisation kann auch so durchgeführt werden, dass
die Eizelle der Mutter von den Spermien eines Unbekannten
befruchtet wird. In diesem Fall ist die Erfahrung des Kindes so,
als sei sein Vater abwesend oder verschwunden.

In Fällen, in denen das Sperma des Vaters benutzt wird, um
die Eizelle einer Leihmutter zu befruchten, verweise ich auf die
oben aufgeführte Frage zur Leihmutter.

Das Wichtigste dabei ist: Wie auch immer die jeweiligen Umstände sind, die Seele des Kindes (ebenso wie die der Eltern)
brauchte diese Erfahrung, um sich entsprechend ihrem Lebensplan zu entwickeln.

Nur das Ego glaubt, dass andere unser Leid verursachen. Solange wir diese Überzeugung akzeptieren und uns solcherart
selbst zu Opfern machen, ist kein spiritueller Fortschritt möglich.

**Sie sagen, wir alle hätten die vier Wunden, nur die Wunde
der Demütigung sei eine Ausnahme. Wie kommt es, dass
ich die Einzige bin, die die Wunde der Demütigung hat?**

Wenn ich sage, dass wir vier von fünf Wunden haben, heißt
das nicht, dass die Seele es nicht nötig hätte, die Wunde der
Demütigung zu akzeptieren. Wir alle haben ein genetisches
Gedächtnis, ein Erbe unserer Familie, ebenso wie ein Zellge-
dächtnis, das unsere Seele im Lauf ihrer zahlreichen Leben
angesammelt hat. All diese Leben sind uns nützlich, denn sie
lehren uns, alles anzunehmen, was wir auf unserem schönen
Planeten an Erfahrungen machen können.

In manchen Leben machen wir auch die Erfahrung, die Wunde der Demütigung zu haben, um zu prüfen, wie weit wir sie annehmen.

Die Fragestellerin meinte, sie sei die Einzige in der Familie, die an dieser Wunde leidet. Wenn sie sich die Zeit nähme, ein wenig tiefer in der Familiengeschichte zu graben, würde sie möglicherweise jemanden finden, der ihr sehr ähnelt und ebenfalls von der Wunde betroffen ist.

Meine Intuition sagt mir, wenn jemand zum Beispiel einem Urgroßelternteil sehr ähnlich ist, dann handelt es sich um dieselbe Seele, die sich erneut inkarniert hat, um die Akzeptanz, die früher nicht vollendet wurde, nun abschließen zu können.

Häufig sehe ich Menschen, die die Wunde der Demütigung eines ihrer Familienmitglieder nicht annehmen können und ihm oder ihr Dinge sagen wie: *Warum lässt du dich so von anderen ausnutzen? Du bist zu gut!* Oder auch: *Warum lässt du zu, dass du so dick wirst? Mach doch eine Diät!*

Solche Dinge müssen noch nicht einmal ausgesprochen werden, um einen Mangel an Akzeptanz erkennen zu lassen. Wenn du merkst, dass du füllige Personen, die mehrere Charakteristika des Maske des Unterwürfigen aufweisen, in Gedanken oder in Worten kritisierst, dann weißt du, dass du die mit Wunde der Demütigung einhergehenden Verhaltensweisen und das entsprechende Aussehen noch nicht akzeptiert hast. Es kann sein, dass sie sich später im Leben bei dir bemerkbar macht, oder dass dies auf ein späteres Leben verschoben wird. Dasselbe gilt für Menschen, die zum Beispiel nur das typische runde Gesicht haben, aber kein weiteres sichtbares Zeichen dieser Wunde. Wenn diese sich kontrollieren, um nicht zuzunehmen – dank ihrer Maske des Starren –, dann sind sie nicht in den Prozess des Akzeptierens eingetreten.

Es ist so viel klüger, wenn wir uns den Lektionen, die wir lernen sollen, direkt stellen. So vermeiden wir nicht nur, dass wir in jedem Leben dieselben Erfahrungen wiederholen müssen, sondern erfahren auch den größten Vorteil der Akzeptanz unserer selbst und anderer, nämlich das damit einhergehende Glücksgefühl.

Haben Zwillinge zwangsläufig dieselben Wunden?

Noch vor kurzem ging man davon aus, zweieiige Zwillinge seien zwei gesonderte Menschen mit jeweils eigener Persönlichkeit, wohingegen eineiige Zwillinge auf allen Ebenen identisch seien, sowohl im Aussehen als auch in den Wesenszügen. Einige Wissenschaftler vertreten inzwischen den Standpunkt, dass eineiige Zwillinge nicht zu 100 Prozent gleich seien, insbesondere im Hinblick auf die Lebensweise wie auch auf Krankheiten. So verstehen die Forscher beispielsweise nicht, warum ein Zwilling bereits sehr jung an Krebs erkrankt und der andere erst mit 70.

Zahlreiche Zwillingsstudien wurden durchgeführt und ich empfehle dir, dich an Informationen im Internet zu halten, um mehr Details in Erfahrung zu bringen.

Wenn wir uns das Gesetz von Ursache und Wirkung vor Augen führen, demzufolge wir unser Leben durch unsere Entscheidungen und Taten kreieren, ist es leicht zu verstehen, warum Zwillinge verschiedene Erfahrungen machen, selbst wenn sie sich körperlich offensichtlich nicht voneinander unterscheiden.

Der ganze Unterschied liegt in den Entscheidungen, die sie im Lauf ihres Lebens treffen. Wenn einer von beiden beschließt, bewusster zu leben, um sein Leid zu verringern, bedeutet dies, dass er der Liebe den Vorzug gibt vor der Angst, der Akzeptanz vor dem Widerstand, und auf diese Weise sein Leben eher von seinem Herzen und nicht von seinem Ego steuern lässt. Mit

Sicherheit wird er weniger Krankheiten haben als der Zwilling, der sich entscheidet, auf sein Ego zu hören.

Ich für meinen Teil habe bei eineiigen Zwillingen beobachtet: Wenn einer der beiden ein neues Verhalten an den Tag legt, ist die Wahrscheinlichkeit hoch, dass der andere es ebenfalls tut. Sie sind so eng miteinander verbunden, dass sie ein müheloses Gespür füreinander haben, selbst auf Entfernung. Möglicherweise hat der erstgeborene Zwilling mehr Einfluss auf den anderen, doch da uns allen Willensfreiheit gegeben wurde, ist es unmöglich, endgültig vorherzusehen, wie eineiige Zwillinge sich verhalten.

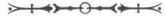

Nachdem ich das Kapitel gelesen habe, beschließe ich, Folgendes in meinem Leben anzuwenden:

_____

_____

_____

_____

_____

_____

_____

_____

_____

_____

_____

_____

_____

_____

_____

_____

_____

....

Kapitel 3

Das Ego, häufigstes Hindernis für die Heilung der Wunden

Beim Schreiben der Überschrift dieses Kapitels habe ich mich gefragt, warum das Ego so sehr darauf aus ist, anerkannt zu werden, obwohl doch schon so viele Autoren sich die Finger wundgeschrieben haben, damit wir erkennen, wie sehr es unser Leben beeinflusst. Folgende Antwort kam mir in den Sinn: Eben wegen dieser kollektiven Erkenntnis ist das Ego so beharrlich. Es hat Angst, zu verschwinden.

Ich werde also weiterhin über dieses Thema sprechen, wie in all meinen Büchern und Seminaren und in meinen Vorträgen von *Écoute Ton Corps.* Für diejenigen, die mehrere meiner Bücher gelesen oder an meinen Seminaren teilgenommen haben, habe ich in dieses Kapitel und ins ganze Buch viele Beispiele eingefügt. Ich möchte euch noch mehr dabei helfen, richtig zu erkennen, wann ihr euer Leben selbst steuert und wann ihr zulasst, dass euer Ego die Kontrolle übernimmt.

In den letzten 45 Jahren habe ich tausende Bücher gelesen und an zahlreichen Schulungen teilgenommen mit dem Ziel, mein Bewusstsein weiterzuentwickeln. Ich lehre seit über 30 Jahren und doch entdecke ich immer noch Dinge, die mir bislang nicht bewusst waren. Bei jeder Entdeckung bin ich völlig baff. Jedes Mal bin ich überrascht, dass ich das nicht früher bemerkt habe.

Darum möchte ich dir weiterhin helfen – mit diesem Buch –, deinerseits zu entdecken, wie sehr dein Ego dich noch beeinflussen, im Griff haben kann und wie groß seine Macht über dich noch ist. Ich bin sicher, dass ich nicht die Einzige bin, die allmählich immer mehr Bewusstsein entwickelt, jeden Tag, jede Woche, jedes Jahr. Nachdem ich mich sehr oft gefragt habe, ob es eines Tages möglich ist, nicht mehr unter dem Einfluss des Ego zu stehen, beschloss ich, loszulassen und nur an die Freude zu denken, die ich empfinde, wenn mir klar wird, mit welchen Mitteln das Ego mir ein Schnippchen schlagen und mich steuern will. Nur so schaffe ich es, mein Leben besser zu meistern.

Die Schöpfung des Ego

Oft werde ich gefragt: *Aber woher kommt denn das Ego? Warum ist es so wichtig im Leben von uns allen?* Das Ego hat sich in dem Moment erstmals manifestiert, als der Mensch seine geistige Energie entwickelte, vor Millionen Jahren. Bestimmt kennst du die Geschichte von Adam und Eva. Sie lebten im Paradies, dem Garten Eden, sie waren vollkommen. Als Eva Adam den Apfel vom Baum der Erkenntnis (geistige Dimension bzw. das Denken) gab und beide davon aßen, wurden sie unvollkommen und die Probleme begannen.

Diese symbolische Geschichte sagt uns, dass wir mit der geistigen Energie, die die Menschheit entwickelt hat, auch die Macht geerbt haben, Entscheidungen zu treffen. Wir sind die einzigen Wesen auf Erden, die mit einem freien Willen begabt sind. Im Lauf der Zeit haben wir uns entschieden, unserer geistigen Dimension viel Platz einzuräumen, haben ihre Energie dazu genutzt, ein Ego zu erschaffen, in der Annahme, dies sei nützlich für uns, und haben schließlich zugelassen, dass das Ego die Oberhand über unsere Macht gewann. Doch leider haben wir dabei schließlich vergessen, dass die einzige wahre Macht die des uns innewohnenden Göttlichen ist – unser Licht, unsere große Weisheit.

Man könnte das Ego mit einem Nachbarn vergleichen, dem wir viel Platz zugestanden haben und der nun dauernd zu uns kommt, um uns zu sagen, wie wir leben sollen. Ein solcher Nachbar würde sich unheimlich wichtig und unentbehrlich fühlen. Er wäre überzeugt, dass wir ohne ihn nicht leben können und allein nicht fähig wären, irgendeine Entscheidung in unserem Leben zu treffen. Können wir diesem Nachbarn Vorwürfe machen? Nein, denn er denkt, er erweist uns einen Dienst.

So verhält es sich auch mit unserem Ego. Es vermag sich selbst nicht zu sehen, erkennt nicht, was wirklich vor sich geht. Und darum müssen wir lernen, uns selbst zu beobachten, damit wir merken, wann das Ego präsent ist. Es gleicht einem Fleck auf einem Gemälde, der nicht weiß, dass er ein Fleck ist. Man muss von außen darauf blicken, um den Fleck zu sehen.

Wir sollten unbedingt daran denken, dass das Ego aus geistiger Energie besteht. Unsere geistige Dimension ist für uns unentbehrlich, um zu denken, vernünftig zu urteilen, zu planen, organisieren, uns etwas einzuprägen etc. Sie ist eine subtile Materie, die wir weder sehen noch berühren können – im Gegensatz zu unserer physischen Dimension – , die aber dennoch sehr präsent und wichtig ist. Um zu denken und zu organisieren, muss unser Denken sich immer auf sein Gedächtnis verlassen, auf das, was es in der Vergangenheit gelernt hat. Unsere geistige Dimension ist glücklich und ausgeglichen, wenn sie alles benutzt, was sie gelernt hat, um uns zu helfen, den Bedürfnissen unseres Wesens gerecht zu werden.

Warum in diesem Buch so viel über das Ego sprechen? Das ist insofern sehr wichtig, als es dir hilft, bewusster wahrzunehmen, wenn eine deiner Wunden aktiviert ist und du darauf reagierst. Jede Reaktion wird nämlich von einer aktivierten Wunde hervorgerufen und das weist stets auf den Einfluss des Ego hin.

> **Wenn du merkst, dass dein Ego die Oberhand gewinnt,
> weißt du sofort, dass du eine Maske trägst, die mit einer
> deiner Wunden verknüpft ist.**

Das Ego – was ist das eigentlich?

Das Ego ist eine rein menschliche Erfindung. Es nährt sich von unserer geistigen Energie, um zu überleben. Es verlässt sich ausschließlich auf alles, was es in der Vergangenheit gelernt hat. So wird zum Beispiel jede Situation, die es als Gefahr betrachtet, weil es sie früher schon einmal durchlebt hat, weiterhin und für immer als gefährlich angesehen, solange wir das Ego gewähren lassen.

Es versucht kontinuierlich, den Lauf der Dinge erstarren zu lassen, und leugnet Veränderung auf jede nur erdenkliche Weise ab. Eine seiner Spezialitäten ist das Leiden.

> **Das Ego leidet sowohl wegen seiner nicht erfüllten
> Wünsche als auch aus der Angst heraus, leiden zu müssen,
> wenn seine Wünsche sich konkretisieren.**

Es ist unfähig, in der Realität zu leben, denn es vergleicht alles mit der Welt, die es sich geschaffen hat. Es ist davon überzeugt, seine eigene Welt sei die echte. Wie oft haben mir Erwachsene schon von schwierigen Ereignissen ihrer Kindheit berichtet, in der Überzeugung, diese seien wirklich wahr. Nachdem sie die betreffenden Ereignisse jedoch in ihrer Familie überprüft hatten, wurde ihnen klar, dass ihre Wahrnehmung falsch war und dass außer ihnen niemand diese Situation so erlebt und wahrgenommen hatte. Viele Jahre hatten sie unter diesen Ereignissen gelitten, nur weil ihr Ego sie beeinflusst hatte, die Ereignisse auf seine Weise wahrzunehmen, statt die Realität zu sehen.

Ich komme, wie bereits erwähnt, aus einer Familie mit elf Kindern und bin sicher: Würdest du uns alle nacheinander bitten, unsere Eltern zu beschreiben, dann erhieltest du jeweils eine andere Version. Als ich ein Kind war, brach einmal bei uns ein Feuer aus, und mehrere Jahre danach sprachen meine Schwestern und ich darüber. Unsere Versionen waren alle unterschiedlich! Wir alle hatten den Brand jeweils anders erlebt. So wirkt sich also der Einfluss unserer Überzeugungen und Ängste, also unseres Egos, aus.

Da das Ego mit geistiger Materie geschaffen wurde, kann es als mentaler Auswuchs betrachtet werden. Du kennst bestimmt körperliche Auswüchse, wie Warzen, Zysten, Tumore etc. Diese Auswüchse bestehen aus physischer Materie, sind jedoch nicht natürlich. Sie schmarotzen im Körper und benutzen seine Energie, um sich selbst zu erschaffen und zu existieren. Ihre Struktur hat mich schon immer fasziniert. Sie sind sogar imstande, kleine Blutgefäße für sich zu bilden, um länger zu leben.

Das Ego ist damit vergleichbar, richtet aber viel mehr Schaden an, denn es hat seinen eigenen Lebens- und Überlebenswillen. Es ist fortwährend von der Angst besessen, es müsse sterben, verschwinden, als wüsste es, dass es in Wirklichkeit vergänglich ist; nicht real, so wie wir. Gleichzeitig ist ihm dies aber nicht bewusst. Darum versucht es, sich von seiner Existenz zu überzeugen.

Seine Unwissenheit ähnelt der eines Menschen, der sich seine Furcht, in Geldnot zu geraten, nicht eingestehen will und dem nicht bewusst ist, dass er in Unsicherheit lebt. Er will sich daher selbst vorgaukeln, dem sei nicht so, indem er viel Geld ausgibt und jedem, der es hören will, beteuert, dass er sich wirklich sicher fühle, überhaupt keine Geldsorgen habe und wisse, dass immer genügend Geld zum Bezahlen seiner Schulden da sein wird. Er geht sogar so weit, dass er Personen, die in finanzieller Hinsicht Verunsicherung erkennen lassen, kritisiert oder versucht, sie zu ändern. Wir alle wissen: Hätte er keine Angst, dann müsste er weder andere noch sich selbst davon überzeugen. Ebenso verhält es sich mit dem Ego: Es will sich immer selbst davon überzeugen, dass es existiert, obwohl es in Wirklichkeit nur eine Illusion ist.

Das Ego schöpft aus der geistigen Energie und schwächt dich. Jedes Mal, wenn du dich kontrollieren lässt, mangelt es dir an Energie. Ich bin mir sicher, dass dir das schon öfter aufgefallen ist. Wenn du Ängste und aufgewühlte Gefühle – Manifestationen des Ego – durchlebst, hast du bestimmt gemerkt, dass du am Ende des Tages müde bist. Du allein kannst entscheiden, ob du dein Ego weiterhin nähren willst oder nicht. Leider ist Letzteres jedoch gar nicht so leicht, denn im Lauf unserer zahlreichen Leben haben wir ihm viel Macht eingeräumt. Es hat subtile Mittel gefunden, um uns zu überlisten und uns einzureden, das wir selbst über unser Leben entscheiden, obwohl es in Wirklichkeit eher das Ego ist.

Das Ego, die Gesamtheit deiner Überzeugungen

Wenn ich von einem Teil des Ego spreche, beziehe ich mich auf alle Überzeugungen, alle Mittel, die es einsetzt, um in dein Leben einzugreifen. Du hast bestimmt gemerkt, dass hunderte „kleiner innerer Stimmen" unaufhörlich zu dir sprechen, dir Angst machen, dir Zweifel an dir selbst oder an anderen einreden, dir Schuldgefühle einflüstern, dich davon abhalten, etwas zu tun, etc. Jede kleine Stimme hängt mit einer der Überzeugungen des Ego zusammen. Je mehr du Letztere nährst, indem du ihnen Recht gibst, umso wichtiger werden sie. Zusammengefasst ist das Ego die Gesamtheit der Überzeugungen, die dich daran hindern, du selbst zu sein.

Wieder die Kontrolle übernehmen – warum ist das so schwierig?

Warum ist es so schwierig, unser Leben wieder selbst in die Hand zu nehmen und nicht mehr zuzulassen, dass unser Ego uns kontrolliert? Der Hauptgrund ist die mangelnde Bewusstheit der Menschen. Im Durchschnitt sind uns fünf bis zehn Prozent dessen, was in uns vorgeht, bewusst. Das heißt, jene Momente, wenn unsere hunderte Überzeugungen unser Leben lenken, nehmen wir kaum wahr.

Ich wage zu hoffen, dass es dir nach der Lektüre dieses Buches leichter fällt, solche Momente schneller zu erkennen. Dafür solltest du dir unbedingt in Erinnerung rufen, dass das Ego, das kleine Ich, nur sich selbst und sein weiteres Fortbestehen im Sinn hat, indem es kontinuierlich denkt „ICH, ICH, ICH, MICH, MICH, MICH". Das ist seine Art, sich zu beweisen, dass es existiert. Offenbar meint es, es stehe allein gegen den Rest der Welt.

Das Ego hat ständig das Bedürfnis, sich selbst davon zu überzeugen, es existiere und sei so wichtig, dass es ewig leben kann, ebenso wie der Mensch.

Betrachten wir zusammen einen typischen Tag im Leben einer verheirateten berufstätigen Frau mit zwei Kindern im Teenager-Alter. Die meisten der folgenden Beispiele sind auch auf einen Mann übertragbar.

Alles kursiv Markierte steht für die Gedanken ihres kleinen Ich, das um sein „Image" fürchtet, Angst hat, nicht geliebt, nicht anerkannt zu werden, fürchtet, dass ihr Irrtümer unterlaufen etc. Das Ego, das immer und immer wieder denkt: ICH ... MICH.

Sie hat verschlafen: *Warum hat der verdammte Wecker nicht geklingelt? Jetzt komme ICH zu spät. Die Chefin wird MIR bestimmt wieder einen strafenden Blick zuwerfen.*

Sie gesellt sich zu ihrem Mann und den beiden Kindern in der Küche. *Warum habt ihr MICH nicht geweckt. ICH meine doch, dass ich euch gestern gesagt habe, dass ICH heute Morgen früher weg muss.*

Sie macht sich eilig fertig, findet aber das Kostüm nicht, das sie anziehen wollte. *Oh nein, es ist noch in der Reinigung! Wenn nicht der gesamte Haushalt an MIR hängenbliebe, hätte ich gestern Zeit gehabt, es abzuholen.*

Sie betrachtet sich im Spiegel: *Schon wieder eine Falte! Wie schnell MICH das Leben altern lässt. Ich müsste häufiger Urlaub machen. ICH werde immer hässlicher; ICH sehe schon älter aus als meine ältere Schwester.*

Bevor sie aufbricht, sucht sie noch einmal die Toilette auf: *Da hat doch wieder jemand die Klobrille oben gelassen! Das war bestimmt mein Mann. Männer denken nicht an UNS Frauen. Wann begreifen sie endlich, dass das unhöflich ist?*

Auf dem Weg zur Arbeit: *Da sieh mal einer diesen Sonntagsfahrer! Behindert den Verkehr und hält MICH auf. Was hat denn der um diese Zeit auf der Straße zu suchen?*

Sie kommt mit Verspätung bei der Arbeit an: *Es tut mir leid, dass ICH zu spät komme, aber heute Morgen hat sich alles gegen MICH verschworen. Als Erstes MEIN Mann ...* Und sie fährt mit ihren Erklärungen fort, um sich zu rechtfertigen.

Während eines Meetings: *Warum muss ICH meine Zeit damit verschwenden, mir immer wieder dasselbe anzuhören? Ich dachte, das wäre ein wichtiges Meeting. Warum redet immer nur die? Warum fragt MICH niemand nach MEINER Meinung? Wahrscheinlich halten sie MICH für eine Niete.*

Mittags isst sie im Restaurant: *Schon wieder Fritten. Dabei hatte ICH MIR doch fest vorgenommen, keine mehr zu essen. ICH nehme bestimmt wieder zu. ICH habe einfach keine Disziplin.*

Sie holt sich den vierten Kaffee des Tages: *So, das ist MEINE letzte Tasse. ICH weiß, dass ist zu viel, aber heute gehen MIR alle auf die Nerven und ich brauche einfach noch mehr Kaffee.*

Die Chefin teilt ihr unvorhergesehene Arbeit zu: *Warum wird immer nur MIR zusätzliche Arbeit aufgebrummt? Wenn ICH wenigstens ab und zu mal ein kleines Dankeschön von ihr hören würde, wäre das schon ermutigend. Was habe ich dem lieben Gott nur getan, dass ICH hier und zu Hause immer so mit Arbeit überhäuft werde? Alle nutzen MICH nur aus.*

Sie kommt zu spät, um ihren Sohn zum Fußballtraining zu fahren: *Guck MICH nicht so an und sei bloß ruhig! ICH tue MEIN Möglichstes. Du weißt ja gar nicht, was es heißt, zu Hause alles tun zu müssen und außerdem noch außer Haus berufstätig zu sein.*

Sie kommt zu Hause an: Ihr Mann ist schon früher als sonst nach Hause gekommen. *Da sitzt er vor dem Fernseher! Hätte er nicht mal daran denken können, MIR eine schöne Überraschung zu bereiten und das Abendessen an MEINER Stelle zu kochen?*

Ihr Sohn kommt spät vom Fußball zurück. Sie regt sich auf, weil sie ihm etwas zu essen machen muss: *Ist es zu viel verlangt, dass du MIR Bescheid sagst, wenn du zu spät zum Essen kommst? ICH dachte, du wärest bei deinem Freund. Ich habe das Gefühl, alle halten MICH hier für eine Dienerin.*

Endlich setzt sie sich um neun vor den Fernseher und sieht eine Serie über das Leben von vier Hausfrauen. *Ach, wie gerne würde ICH in solch einem schönen Haus wohnen, mit einer Hausgehilfin, die für MICH den ganzen Haushalt macht. Und die andere, hast du gesehen, was für schöne Kleider sie hat?*

Und sie braucht noch nicht einmal zu arbeiten, um sich das alles zu bezahlen! Gut, träumen nützt MIR nichts. Ein solches Leben wäre zu schön, als dass so etwas eines Tages MIR passieren könnte.

Ihr Sohn und ihre Tochter streiten sich und der Ton wird immer lauter: *ICH halte das nicht mehr aus, euch zu hören! ICH bin müde, MEIN Tag war hart! Könnt ihr nicht auch mal an andere denken? ICH brauche Ruhe. ICH habe mich eben erst hingesetzt, habe den ganzen Tag geschuftet.*

Ihr Mann will Sex mit ihr haben: *Warum begreift er nicht, dass ICH bei allem, was ICH zu tun habe, keine Energie mehr dafür habe? Die Männer sind alle gleich, sie denken nur an das eine und kümmern sich nicht um unsere Bedürfnisse. Gut, ICH lasse ihn machen, so habe ICH wenigstens ein paar Tage lang meine Ruhe und er ist morgen netter zu MIR.*

ACHTUNG: Ich sage nicht, dass du die Worte *ich* und *mich* nie mehr benutzen sollst. Wenn du zum Beispiel jemandem von einer Begebenheit erzählst, wirst du diese Worte ziemlich oft aussprechen. Sie werden vom Ego verwendet, wenn in dem Satz eine versteckte Kritik enthalten ist, ein Gefühl der Überlegenheit, wenn es auf Aufmerksamkeit oder Komplimente aus ist.

Das Ego benutzt Kritik

Ein sehr subtiles Mittel, das vom Ego eingesetzt wird, um uns zu kontrollieren und sich wichtig zu machen, besteht darin, andere häufig zu kritisieren, dabei aber zu denken, es seien nur Feststellungen. Oben konntest du bereits einige solche Beispiele lesen. Das Ego findet gerne Fehler bei anderen, nörgelt an allem herum, um sich selbst glauben zu machen, es sei besser und wichtiger als die anderen. Wenn uns bewusst ist, dass wir jemanden wirklich kritisieren, dann denken wir, dass der Betreffende unsere Kritik verdient, denn nach unserem Ermessen hat er sich wirklich etwas zuschulden kommen lassen.

Wie ich zugeben muss, ist das Entdecken – und die Tatsache, dass ich immer noch täglich entdecke –, wie einflussreich mein Ego ist, eine der großen Offenbarungen meines Lebens. Je mehr ich mir dessen bewusst bin, umso klarer erkenne ich, wie viel Raum es beansprucht. Der große Vorteil dieser Entdeckung ist der, dass sein Einfluss noch in derselben Sekunde aufhört, in der ich merke, dass ich nicht selbst mein Leben steuere.

Willst du deine Wunden wirklich nach und nach verringern und heilen, dann führt kein Weg daran vorbei, dass du erkennst, welch enorme Macht und großen Einfluss dein Ego in deinem Leben hat.

Wenn wir davon ausgehen, dass es jedes Mal ein Hinweis auf die Aktivierung einer unserer Wunden ist, wenn das Ego sich bemerkbar macht, dann ist es unerlässlich, das wir das Vorhandensein des Ego bewusst wahrnehmen. Es folgen nun einige Beispiele, die dir helfen können, eine solche bewusste Wahrnehmung zu entwickeln. Für jedes Beispiel des Kritisierens – sei es mit Worten oder in Gedanken – habe ich die Gedanken des Ego hinzugefügt.

- *Hast du gesehen, wie dick sie geworden ist? Hat die keinen Spiegel zu Hause? (ICH würde mich ja nie so gehen lassen. Ich bin disziplinierter als sie.)*
- *Er redet ununterbrochen, beansprucht die ganze Zeit für sich. Merkt er denn nicht, dass die anderen auch etwas sagen wollen? (ICH bin zurückhaltender und achte mehr auf die Bedürfnisse der anderen.)*
- *Was hat dieser Trottel auf der Straße zu suchen? Er hat mich geschnitten und ist mir fast reingefahren. Wieso hat so jemand überhaupt einen Führerschein? (ICH fahre viel besser, ICH würde so etwas niemals tun.)*

- *Die Ärmste hat immer mehr Probleme. Sie wird immer mehr zum Opfer. (ICH nehme mein Leben in die Hand, ICH habe es nicht nötig, mit Problemen die Aufmerksamkeit auf mich zu lenken. ICH nutze die anderen nicht so aus wie sie.)*
- *Es steht mir bis obenhin, dass ich mich dauernd wiederholen muss. Ich habe mich doch wohl klar und deutlich ausgedrückt! (ICH höre besser zu, ICH bin aufmerksamer und habe eine schnellere Auffassungsgabe.)*
- *Ich fasse es nicht, dass sie das schon wieder tut, wo sie doch weiß, dass ich es nicht mag. (ICH nehme Rücksicht darauf, was sie mag, das ist das Mindeste, was ICH tun kann, um ihr MEINE Zuneigung zu zeigen.)*
- *Warum geht es nicht in deinen Kopf, dass ich es nicht mag, wenn du alles herumliegen lässt? Es ist doch wohl nicht schwer, alles sofort wegzuräumen. Findest du nicht, dass das klüger wäre? Ständig muss ich dich daran erinnern! (ICH räume immer sofort auf. Wenn die ganze Familie so wäre wie ICH, wäre es so viel angenehmer in diesem Haus.)*
- *Ich hasse es, bei einer Verwaltung anzurufen. Erst spricht man minutenlang mit einem Anrufbeantworter und wenn man dann endlich verbunden wird, stellt die Person einem genau dieselben Fragen noch einmal. Das dauert eine Ewigkeit. (Wenn ICH die Leiterin wäre, würde ICH an die Kunden denken und das ganze System ändern. ICH bin sicher, dass mir ein besseres einfiele.)*
- *Warum fragst du mich nach meiner Meinung, wenn dir meine Antwort ohnehin nie passt und du ja doch nur tust, was du willst? (ICH bin nicht so egoistisch, ICH bin flexibler und andere brauchen mit MIR nicht ihre Zeit zu verschwenden.)*
- *Wie kann jemand nur so einen miesen Beruf ausüben? (ICH liebe MICH viel zu sehr, als dass ICH so etwas tun würde. ICH verdiene einen anständigeren Beruf.)*

- *Wieso dauert das hier so lange mit der Bedienung? Es sind doch gar nicht so viele Gäste im Restaurant. Sind die Kellner im Streik? (Wenn ICH der Besitzer wäre, würde ICH dafür sorgen, dass der Service an erster Stelle steht.)*
- *Nicht zu fassen, dass es noch Restaurants gibt, die einem das Essen in Plastikgeschirr servieren. Was für eine Umweltverschmutzung! Unser armer vermüllter Planet! (ICH bin weiter entwickelt, ICH weiß um die Konsequenzen solcher Umweltverschmutzung.)*
- *Natürlich hat er gesundheitliche Probleme. Er trinkt kaum Wasser, obwohl das das zweite große Bedürfnis des Körpers ist. (ICH bin intelligenter, ICH trinke viel Wasser, wie es sich gehört.)*
- *Seit Jahren hat der dieselben Probleme und mehrere von uns schlagen ihm Lösungen vor. Wann beachtet er sie endlich einmal? Ich habe keine Lust mehr, ihm zu helfen. (ICH wäre so dankbar, Menschen um mich zu haben, die MICH mögen und MIR dabei helfen wollen, etwas zu unternehmen, damit die Situation sich ändert.)*
- *Ich finde es schade, dass meine Schwester ihren Sohn lieber hat als ihre Tochter. Sie ist sehr ungerecht. (ICH würde nie so mit meinen Kindern umgehen, dafür liebe ICH sie zu sehr.)*
- *Ich verstehe nicht, warum meine Eltern zusammenbleiben. Sie streiten sich unaufhörlich und mein Vater muss meiner Mutter immer nachgeben. (Wenn ICH wie meine Mutter wäre, nie zufrieden mit dem, was mein Mann tut, dann würde ICH ihn verlassen oder ICH wäre als Mann stärker als mein Vater und würde MICH nie so von MEINER Frau kontrollieren lassen.)*
- *Jedes Mal, wenn ich meine Mutter sehe, spricht sie von den Leistungen meiner Schwester. Warum kann sie stattdessen nicht mir Komplimente machen? (ICH wäre nicht so ungerecht wie sie.)*

Das Ego benutzt Übertreibungen

Jedes Mal, wenn wir übertreiben, ist es das ICH, das auf noch mehr Anerkennung aus ist. Es verwendet Ausdrücke wie *immer, nie* oder andere Formen der Übertreibung.

- *Du arbeitest IMMER nur, sogar zu Hause, und du bist NIE da, wenn ich dich brauche.*
- *Ich esse NIEMALS Nachtisch.*
- *Du kommst IMMER zu spät.*
- *Du verstehst NIE etwas. Ich muss es IMMER noch einmal erklären.*
- *IMMER bin ich diejenige, die bei der Arbeit die Überstunden machen muss.*
- *Du sprichst NIE mit mir. Wenn du von der Arbeit nach Hause kommst, setzt du dich IMMER sofort vor den Fernseher, vor und nach dem Essen.*

Das Ego verwendet „muss" oder Aufforderungen

Das Ego nutzt in Gedanken oder Worten Ausdrücke wie er/sie/es MUSS oder den Konjunktiv, z. B. *ich sollte* oder *ich würde gerne, es wäre schön* etc.

Warum? Weil diese Beispiele von Angst zeugen, selbst wenn sie verborgen ist. Indem es uns solcherart einschränkt, überredet es uns einmal mehr, auf seine Ängste zu hören.

Nehmen wir einmal die Beispiele *Ich MUSS aufhören, so viel zu essen,* oder *Ich muss aufhören zu rauchen.* Das ist das Ego, das uns noch einmal Angst einjagen, uns kontrollieren will, um zu spüren, dass es existiert und Macht hat. Es weiß nicht, dass wir im Leben stets die Wahl haben. Vor allem weiß es nicht, dass wir immer dann, wenn wir auf der Grundlage von Angst eine Entscheidung treffen, genau diese Angst nähren, sodass sie sich auf jeden Fall manifestiert. Das Ego versteht nicht, dass es von uns verlangt, dass wir uns kontrollieren, um etwas zu vermeiden. Doch Kontrolle ist die beste Methode, um zu bewirken, dass etwas sich manifestiert, statt zu verschwinden.

Ausdrucksweisen wie diese verbergen eine unbewusste Angst: *Ich SOLLTE meinem Arbeitskollegen sagen, dass ich genug von seinen abfälligen Bemerkungen mir gegenüber habe. Wie gerne WÄRE ich in der Lage, ihm im selben Ton zu antworten.* Mehrere Ängste können sich hinter diesem im Konjunktiv formulierten Wunsch verbergen. Hätte die betreffende Person keine Angst, dann würde sie sich eher sagen: *So, ich habe beschlossen, morgen mit meinem Kollegen zu sprechen. Ich muss die Dinge mit ihm klarstellen, damit ich bessere Beziehungen am Arbeitsplatz habe.*

Das Ego identifiziert sich mit „haben und tun"

Weil das Ego sich mit dem identifiziert, was es besitzt oder tut, will es alles besitzen, was es nährt und ihm Sicherheit verleiht, wie Dinge oder Menschen. Es will nichts hergeben, denn damit würde es, so meint es, einen Teil seiner selbst verlieren. Wenn ein solcher Fall gegeben ist, dann versucht jemand, sich aufzuwerten, indem er in ein Gespräch so oft wie möglich einfließen lässt, was er besitzt oder indem er es um jeden Preis zeigen will.

Du bist nicht das, was du besitzt: Dinge, Geld, Talente, Titel. Und du bist nicht das, was du tust: dein Beruf, Mutter oder Vater etc.

Vor einigen Jahren hatte ich mit jemandem zu tun, der sich immer sehr luxuriöse Autos anschaffte. Wenn wir ins Restaurant gingen, gab er dem Angestellten des Parkdienstes stets ein fürstliches Trinkgeld, damit dieser seinen Wagen direkt neben dem Restauranteingang parkte. Andererseits fuhr er unter

Umständen kilometerweit, um Hundefutter oder Toilettenpapier im Angebot zu kaufen. Alles, nur um ein paar Cent zu sparen, während er für andere Dinge übermäßig viel ausgab. Eines Tages wurde mir klar, dass er sich mit seinen Autos identifizierte. *Wenn ICH ein schönes Auto habe und den Eindruck erwecke, ICH sei reich, dann bin ich jemand.* Dieser Mann war mehrere Jahre lang reich und beendete sein Leben hoch verschuldet und ohne einen Cent.

Eine solche Einstellung bestärkt das Ego sehr in seinem Glauben, es sei wichtig und existiere wirklich. Erinnere dich, dass es im tiefsten Inneren weiß, dass es vergänglich ist, und daher immer Mittel und Wege finden muss, um sich davon zu überzeugen, dass es existiert und vor allem nicht aufhört zu existieren.

Wenn jemand sein Vermögen und sein Unternehmen durch einen Konkurs verliert und meint, Selbstmord sei die Lösung, dann identifiziert er sich mit „haben und tun".

Ein Mensch, der sich mit seinem Beruf identifiziert, ist leicht zu erkennen. Er ist sehr darauf bedacht, seine Tätigkeit einer neuen Bekanntschaft gegenüber umgehend und ungefragt zu erwähnen. *Ich bin Arzt, Ingenieur, Autor, Direktor eines großen Unternehmens.* Dieser Mensch liebt Äußerungen der Bewunderung oder Anerkennung von anderen. Wenn er wegen seines Titels oder Berufs besondere Privilegien erhält, ist er glücklich und seine Brust stolzgeschwellt. Dieses „Aufblähen" zeigt deutlich, dass sein Ego in dem Maße zunimmt, wie er es nährt.

Manche Frauen identifizieren sich sogar mit dem Beruf ihres Mannes. *ICH bin Soundso, die Frau von Dr. Schumann.* Oder auch *ICH bin die Schwester von X, du weißt schon, der, der gerade die Silbermedaille bei den Olympischen Spielen gewonnen hat.*

Ist dir schon aufgefallen, wie sehr du selbst und die Menschen in deiner Umgebung Possessivpronomen benutzen, wenn Sie von Ihren Besitztümern, Angehörigen oder sich selbst sprechen? Hier einige Beispiele:

- *Hallo Lise, ich möchte Dir MEINEN Mann vorstellen.* In dieser Situation würde ich am liebsten lachen und sagen *Hallo MEIN Mann,* da sie mir ihren eigenen Vornamen nicht gesagt hat.

- MEIN Kind, MEINE Mutter, MEIN Vater, MEINE Schwester statt des Vornamens der oder des Betreffenden oder MEIN Vater, MEINE Mutter.

- Ich frage nach dem Gesundheitszustand einer Freundin, die ich schon mehrere Monate nicht gesehen habe, und sie antwortet: *MEINE Rückenschmerzen werden immer schlimmer, MEINE Migräne auch. Und gerade habe ICH erfahren, dass ICH erste Anzeichen von Diabetes habe. Was habe ICH dem lieben Gott nur getan, dass er MICH mit so vielen Problemen bedacht hat? Wann lässt er MICH endlich in Ruhe?*

- *MEIN Geld, MEIN Schmuck, MEIN Bankkonto ...*

- *Wer hat diesen großen Kratzer auf MEIN schönes neues Auto gemacht?* Es ist nicht nötig, MEIN Auto hinzuzufügen. *Wer hat diesen großen Kratzer gemacht* reicht.

- Du stehst in der Schlange und wartest auf den Bus. Jemand versucht, sich vorzudrängeln. Zornig versetzt du der Person einen Schubs: *Das ist MEIN Platz, kommt gar nicht infrage, dass ICH Sie vorlasse.*

- Beim Gehen hält Madame ihren Mann eng an sich gedrückt und ihr Blick sagt den anderen Frauen: *Seht ihr, wie wichtig ICH bin. ICH habe Glück, mit solch einem Mann zusammen zu sein, der MICH liebt. Vorsicht, er gehört nur MIR!* (Die Herren tun dasselbe.)

Daraus kann sogar Eifersucht werden, eine starke Manifestation des Ego. Die eifersüchtige Person kann sich nicht vorstellen, dass jemand anders ihr IHREN Besitz nimmt. Und du? Was fürchtest du zu verlieren? Deine Antwort zeigt dir an, dass du glaubst, das zu sein, was du besitzt.

Wer sich mit dem identifiziert, was er tut, dem fällt es sehr schwer, Kritik anzunehmen. Er fühlt sich schnell in dem kritisiert, was er IST, und erkennt noch nicht einmal, dass die Kritik sich nur auf das bezieht, was er TUT. Hier Beispiele von Kritiken mit der Interpretation des Ego der Person, die kritisiert wird:

- *Dieses neue Gericht schmeckt nach nichts. (Da haben wir's, ICH BIN eine schlechte Köchin.)*
- *Die Mutter meines Freundes kritisiert ihn nicht ständig. (ICH BIN eine schlechte Mutter.)*

  Der Vater meines Freundes nimmt sich Zeit, um mit ihm zu spielen. (ICH BIN ein schlechter Vater.)
- *Jetzt machst du schon zum dritten Mal denselben Fehler. Wie oft muss das noch passieren, damit du es endlich verstehst? (ICH BIN eine Niete, ein Nichtsnutz.)*

Meine Dozentinnen und ich hören nach Vorträgen oder Seminaren manchmal solche Kommentare: *Ihr Vortrag war zu lang, die Lösungen waren nicht detailliert genug, wir hatten für bestimmte Übungen nicht genügend Zeit, Sie haben überzogen, Sie haben nicht die Fragen aller Anwesenden beantwortet, die die Hand gehoben haben, etc.*

Würden wir dabei vergessen, dass diese Leute nur von bestimmten Details unserer Lehrweise sprechen, dann könnte das Ego die Oberhand gewinnen und Gedanken wie diese in uns aufkommen lassen: *Ich bin nun mal eine unfähige Dozentin, die Leute mögen mich nicht, vielleicht verliere ich meine Anstellung.* Das ist überdies der Grund, warum wir die Teilnehmer nach jedem Seminar bitten, uns freundlicherweise mitzuteilen, was ihrer Ansicht nach beibehalten und/oder geändert werden soll. Das hilft uns, die Tatsache zu akzeptieren, dass es unmöglich ist, allen Erwartungen gerecht zu werden. Das gilt für alle Lebensbereiche. Bei Kritik lässt unser Ego uns schnell vergessen, was wir gut gemacht und wie viele Komplimente wir von anderen erhalten haben.

Kennst du ein Kind, das seine Eltern nie mit anderen Eltern oder einem Lehrer verglichen hat? Selbst wenn es das Verhalten der Eltern des Freundes vorzieht, heißt das nicht, dass es seine Mutter oder seinen Vater nicht liebt. Es spricht nur von einem bestimmten Verhalten, nicht von dem, was seine Eltern SIND.

Das Ego ist auf Komplimente aus

Weißt du, mit welchen Mitteln dein Ego Komplimente erhalten will?

Das Ego liebt Komplimente und Anerkennung. Es setzt alle nur erdenklichen Mittel ein, um sie zu erhalten. Das tut es, um zu spüren, dass es existiert und wichtig ist. Es hält sich für unbesiegbar.

Hier einige Beispiele:
- deinen Angehörigen alles erzählen, was du an diesem Tag getan hast, ohne dass sie danach fragen;
- viel Zeit damit verbringen, Kleidung auszusuchen und dein Äußeres zu pflegen, in der Hoffnung, bemerkt zu werden;
- dir viel Wissen aneignen, um das letzte Wort zu behalten, davon überzeugt sein, dass du über mehr Kenntnisse verfügst als andere;
- unaufhörlich von deinen früheren Leistungen erzählen;
- über deine Schwächen klagen oder dich herabsetzen und dabei hoffen, von den anderen zu hören, dass du viel besser bist oder es viel besser machst, als du glaubst.

- den Preis dessen sagen, was du kaufst, wenn es etwas Teures ist (ohne dass du danach gefragt wurdest);
- wenn du willst, dass deine Kinder oder Enkel dich häufiger besuchen als Zeichen der Dankbarkeit für das, was du für sie getan hast;
- anbieten, im Restaurant die Rechnung für alle zu übernehmen, obwohl du weißt, dass du die finanziellen Mittel dazu nicht hast;
- häufig in dasselbe Restaurant oder an denselben Ferienort fahren, um von den Angestellten wiedererkannt zu werden. Dich geschmeichelt fühlen, wenn sie sich an deinen Vornamen und deine Vorlieben erinnern;

Möglicherweise behauptest du, dass du nie auf Komplimente aus bist, dass sie dir sogar peinlich sind. Daher antwortest du sehr wahrscheinlich, wenn jemand dir ein Kompliment macht, sofort, dass es auf dich nicht zutrifft. Zum Beispiel: *„Ich finde, du bist sehr gut organisiert, weil es dir gelungen ist, das Projekt pünktlich fertigzustellen." „Aber nein, ich habe das ja nicht allein geschafft, ich hatte Hilfe und bin gar nicht so gut organisiert, wie du glaubst."* Solche Antworten zeigen an, dass du auf weitere Komplimente aus sein könntest. Dein Gegenüber soll darauf beharren, dass du diese gute Eigenschaft hast; das würde dein Ego befriedigen. Andernfalls hättest du ganz einfach geantwortet: *„Vielen Dank. Das ist nett von dir."*

Das Ego kann nicht zuhören

Hier eine Liste mit Beispielen, die von einem weiteren häufigen Mittel des Ego zeugen: Nicht zuhören. Es zieht voreilige Schlüsse, ergreift das Wort, obwohl man sich gerade an jemand anderen wendet, oder es unterbricht, um das Wort zu ergreifen.

- Jemand hat deine Schwester gefragt, wie viele Stunden sie jede Nacht schläft. Sie antwortet und du fügst hinzu: *ICH schlafe ungefähr sieben Stunden pro Nacht.*

- Ein Freund erzählt dir einfach von seinem Problem und du ziehst daraus sofort den Schluss, er habe dich um Hilfe gebeten: *Ich habe eine Lösung für dich, du solltest dieses oder jenes tun. ICH rate dir, MEINEN Rat zu befolgen. ICH bin sicher, dass es funktioniert.*
- Oder du unterbrichst ihn vielleicht, um ihm zu sagen: *MIR ist letztes Jahr etwas passiert. ICH habe dieses und jenes getan und ICH weiß, du könntest dasselbe tun wie ICH und würdest dann bestimmt dasselbe Ergebnis erzielen.*
- In einer unserer Dozentinnenversammlungen hebt eine von ihnen die Hand, um eine gute Idee mitzuteilen, die ihr in einem Seminar eingefallen ist. Kaum hat sie geendet, als auch schon eine andere das Wort ergreift: *ICH mache diese Übung anders und ICH finde, das funktioniert sehr gut.* Anschließend erklärt sie ganz genau, wie SIE es macht.
- Wenn jemand deinem Mann oder deinen Kindern eine Frage stellt, antwortest du an ihrer Stelle.
- In einer Gruppe berichtet jemand von einem ziemlich dramatischen Ereignis. Anschließend melden sich mehrere andere zu Wort, um von ihrem eigenen noch dramatischeren Ereignis zu erzählen. Ein echter Ego-Wettbewerb, der letztendlich nur darauf hinausläuft, herauszufinden, wer von den Anwesenden der Wichtigste ist.

Das Ego rechtfertigt und verteidigt sich

Wenn wir aus der Defensive heraus antworten, hat uns in ungefähr 90 Prozent der Fälle niemand um eine Erklärung gebeten.

Das Ego ist davon überzeugt, es müsse sich gegen alles und jeden verteidigen. Es gerät leicht in die Defensive. Und immer liegt der Fehler bei den anderen. Es sucht einen Schuldigen.

Hier einige Beispiele, die dir helfen sollen, wachsamer zu werden und zu erkennen, wie oft der Drang, sich zu rechtfertigen und nach einem Schuldigen zu suchen, einen überkommen kann:

- Ich stehe am Flughafen in der Schlange vor der Zollkontrolle. Nach einer halben Stunde Wartezeit merke ich, dass ich nicht in der richtigen Schlange stehe, sondern in der für Inländer. *Oh nein, warum passiert so etwas ausgerechnet MIR? Hätten sie die Schilder besser angebracht, wäre ICH nicht in der falschen Warteschlange gelandet.*

- Ist dir schon einmal aufgefallen, dass du bei einer Verspätung deine Rechtfertigung schon geraume Zeit vor deiner Ankunft vorbereitest? Gegebenenfalls würdest du sogar lügen, damit nicht herauskommt, dass du möglicherweise etwas falsch gemacht hast. Jede Lüge kommt vom Ego und verbirgt eine oder mehrere unbewusste Ängste.

- Du diskutierst mit Freunden über die Wirtschaftssituation des Landes. Die anderen stimmen dir nicht zu. Du willst aber um jeden Preis, dass sie mit dir einer Meinung sind, und zählst immer weiter Gründe auf, die zeigen, dass deine Meinung wichtig und richtig ist. **Du bist aber nicht deine Meinung,** es ist nur dein Ego, dass so denkt.

- *Ich kann Männern nicht mehr vertrauen. Ich hatte drei Ehemänner und alle haben MICH betrogen. Wegen ihnen bin ICH nun allein.*

- *Hätten meine Eltern sich nur besser um MICH gekümmert, dann hätte ICH all diese Probleme heute nicht.*
- *MEIN armer Rücken! Das liegt daran, dass ich mit zehn Jahren gestürzt bin.*
- *Wärest du eine besseres Ehefrau gewesen und hättest häufiger Lust auf Sex mit MIR gehabt, hätte ICH dich niemals betrogen.*

Wir sind auch in der Defensive, wenn wir kritisiert oder bei einem Fehler ertappt werden, wenn unsere Meinung infrage gestellt wird oder jemand versucht, uns einen Rat zu geben. Wir fühlen uns angegriffen, obwohl das in Wirklichkeit nur selten der Fall ist.

- Ich bitte meinen Mann, für mich zum Supermarkt zu gehen. Er bringt tatsächlich die Dinge mit, um die ich ihn gebeten hatte. Plötzlich rufe ich aus: *Verflixt, ich habe vergessen, Zwiebeln auf die Liste zu schreiben.* Sein Ego gewinnt die Oberhand, er hat nicht richtig zugehört, was ich gesagt habe, und antwortet sofort: *Ist doch nicht meine Schuld, woher sollte ich denn wissen, dass du Zwiebeln brauchst?*
- Ein Paar kehrt von einem Abend bei Freunden nach Hause zurück. Er sagt ihr, wie gut ihm das Essen geschmeckt habe, besonders der Apfelkuchen sei köstlich gewesen. Sie meint, seine Aussage sei auf sie gemünzt, und erwidert: *Willst du mir etwa sagen, dass ihr Apfelkuchen besser ist als MEINER?* Oder: *ICH habe schließlich auch noch etwas anderes zu tun als Apfelkuchen backen. Sie ist schließlich nicht berufstätig.*
- Du kommst mit deinem Partner aus dem Kino und er sagt dir, ihm habe der Film nicht gefallen. Du hattest jedoch darauf bestanden, dass er dich begleitet. *Warum kannst du nicht wenigstens hin und wieder mit MIR einer Meinung sein? Man könnte meinen, du machst das absichtlich, nur um MIR zu widersprechen. Der Film war wirklich gut, es liegt an dir; du hast nämlich keinen Geschmack.*

- *Warum sagt er MIR, was ich tun soll? Hält er MICH für eine Idiotin?*

Das Ego lebt niemals im gegenwärtigen Moment

Wenn du mit Bedauern an vergangene Ereignisse denkst oder davon sprichst oder wenn du von der Zukunft träumst und hoffst, dass sie besser wird als die Gegenwart, bist du nicht in deiner Mitte, nicht in deinem Herzen. Das Ego will sich wichtig fühlen wegen vergangener oder zukünftiger Ereignisse:

- *Hätte ICH doch noch die Energie, die Ich in jüngeren Jahren hatte, dann wäre das Leben besser.*
- *Wenn Ich nicht MEINE Anstellung verloren hätte, wäre heute alles anders.*
- *Warte nur, bis ICH MEIN Arztdiplom in der Tasche habe, dann wirst du schon sehen, dass ICH Geld verdiene und MEIN Leben sich ändert!*
- *Wenn ICH endlich Urlaub nehmen kann, werde ICH mich erholen; ich bin sicher, dass ich nach MEINER Rückkehr MEIN Ziel erreiche.*
- *Wie schade, wenn man mit fortschreitendem Alter das Selbstvertrauen verliert! ICH sage dir, als ICH noch jünger war, konnte MICH nichts aufhalten. ICH war voller Mut und Zuversicht.*
- *Wenn ICH MEIN normales Gewicht wieder erreicht habe, dann kann ich endlich MEINEM zukünftigen Ehepartner begegnen.*
- *ICH freue mich schon auf die Rente. Dann kann ICH endlich auf MEINE Bedürfnisse hören.*

Das Ego, das nur in der Vergangenheit lebt, beeinflusst uns außerdem dahingehend, dass wir all die leidvollen Ereignisse der Vergangenheit nicht mehr vergessen.

Das Ego hält über Jahre hinweg all unsere Traumata wach. Je wichtiger diese werden, umso stärker überzeugt sich das Ego selbst davon, dass es noch mehr existiert.

Dem Ego zufolge wird unser Leid von anderen verursacht. Es drängt uns, Erinnerungen an schwierige Situationen ständig wiederzukäuen. Doch leider ist es nur seine WAHRNEHMUNG, die uns in Opfer eines Traumas verwandelt. Ich sage nicht, dass es keine Opfer der Härten des Lebens gäbe. Wenn wir aber nicht aufhören, daran zu denken, und immer wieder denselben Film im Kopf abspielen, wird das Ereignis für uns immer traumatisierender.

Wie viele Menschen haben beispielsweise im Krieg oder bei einem Unfall Schreckliches erlebt, und sind stärker und mutiger daraus hervorgegangen. Alles hängt davon ab, wie weit wir akzeptieren können, dass alles, was wir auf uns ziehen, unsere eigene Kreation ist. Auf diese Vorstellung der eigenen Verantwortung gehe ich im weiteren Verlauf des Buches noch ein.

Das Ego nährt sich von der Vorstellung von Gut und Böse

Jedes Mal, wenn du in den Kategorien von *Gut* oder *Böse* bzw. *Schlecht* denkst, sind das Gedanken deines Ego. Tust du gemäß den erlernten Kriterien des Ego etwas *Gutes,* dann hält es sich selbst für wichtig und meint, es existiere wirklich. Tust du etwas, das es als *schlecht* betrachtet, dann läuft es Gefahr, an Bedeutung und damit seine Identität zu verlieren. Wenn du nicht auf das hörst, was nach dem Ermessen des Ego das Beste für dich ist, dann deswegen – so seine Überzeugung –, weil es nichts ist. Das Ego ist nicht in der Lage zu erkennen, dass du andere Bedürfnisse haben könntest als die, die du seiner Einschätzung nach hast. Aus diesem Grund haben wir alle so viele Schuldgefühle.

Je mehr Schuldgefühle du hast, umso deutlicher ist das für dich ein Hinweis, dass du dein Leben vom Ego steuern lässt.

Wenn du zentriert bist, schätzt du nichts mehr als gut oder schlecht ein. Dir ist dann einfach bewusst, dass du eine Erfahrung machst, die mehr oder weniger sinnvoll für dich ist. Dein Ego weiß nicht, dass du diese Erfahrungen brauchst, um zu lernen. Sind wir in unserer Mitte, dann gibt es keine Werturteile, sondern nur Beobachtung.

Hier einige zusätzliche Beispiele, in denen etwas als gut oder schlecht bewertet wird.

- *Schon wieder habe ich die Geduld mit den Kindern verloren! Wann werde ICH endlich toleranter?*
- *Dieses zweite Stück Kuchen hätte ICH MIR wirklich sparen sollen!*
- *Ich habe MEINE Arbeit wirklich gut gemacht! Hoffentlich ist der Chef diesmal zufrieden und macht MIR Komplimente.*
- *Ich hoffe, mein Mann merkt nicht, dass ICH den Abwasch noch nicht gemacht habe. Er weiß überhaupt nicht, was ICH alles zu tun habe. Selbst wenn er nichts sagt, sehe ICH an seinem Blick, dass er MICH für faul hält, wenn hier nicht alles perfekt ist.*
- *Wann schaffe ich es endlich, zuerst nachzudenken und dann erst zu reden? Ich sehe, dass ihr das, was ich gerade gesagt habe, schon wieder nicht gefällt.*

Das Ego vergleicht sich

Wenn du dich selbst mit anderen oder andere miteinander vergleichst, um zu sehen, wer besser oder schlechter ist, dann geht das immer auf den Einfluss des Ego zurück.

- *Warum bin ICH nicht genauso hübsch wie meine Schwester? Es ist nicht gerecht.*

- *ICH mag zwar nicht so viele Diplome haben wie mein Arbeitskollege, aber dafür läuft MEIN Liebesleben sehr viel besser als seins.*
- *Ich verstehe nicht, warum er nicht auf MEINE Ratschläge hört. Wie MIR scheint, sind sie doch ganz einfach in die Tat umzusetzen.*
- *Zu MEINER Zeit war das Leben viel einfacher.*
- *Seit zwanzig Jahren arbeite ICH nun für diese Firma. Warum erhalten die Neuankömmlinge häufiger Anerkennung für ihre Ideen?*

In Gegenwart von Menschen, die deiner Meinung nach über mehr Kenntnisse verfügen als du, weißt du nicht mehr, wie du dich verhalten sollst, denn dein Ego sagt dir, wenn du redest, nimmst du zu viel Raum ein oder machst dich lächerlich, und wenn du nichts sagst, wirkst du unbedarft oder seltsam.

Das Ego meint, es könne andere glücklich machen

Was nun folgt, überrascht dich vielleicht: Jedes Mal, wenn du dich um andere sorgst, ihnen helfen willst, ohne dass sie dich um Hilfe gebeten haben, ist es auch ein Zeichen, dass das Ego dein Leben in die Hand genommen hat. Diese Feststellung gefällt ihm nicht und sagt dir nun sofort und fast unmerklich: *Glaub das bloß nicht, du weißt sehr wohl, dass du dich um diejenigen sorgst, die du liebst, weil du ein guter Mensch bist und nur willst, dass sie glücklich sind.*

Ich bin damit einverstanden, dass du ein guter Mensch bist, wenn du dafür sorgst, dass es deinen Angehörigen gut geht. **Worum es mir hier geht, ist die Tatsache, dass das Mittel, das du anwendest, nicht das richtige ist.** Alles für andere tun wollen – das wird von ihnen selten gut aufgenommen. Sie könnten sich darüber ärgern, wenn du dich in Angelegenheiten einmischst, die dich nichts angehen, und ihnen sagst, was sie tun sollen, obwohl sie dich gar nicht darum gebeten haben und du selbst auch Probleme hast. Sie könnten sich auch herabgesetzt fühlen, weil du davon ausgehst, dass sie nicht in der Lage wären, um Hilfe zu bitten.

Einer meiner Söhne ist meiner Meinung nach ein Erfinder, ein richtiges kreatives Genie. Was ihn begeistert, ist die Zeit, die er mit einem Projekt verbringt, doch sein Interesse wechselt schnell. Statt seine Erfindungen zu vermarkten oder ein Projekt zu konkretisieren, beschäftigt er sich mit jeder neuen Idee, sobald sie ihm einfällt. Immer wieder fängt er bei Null und ohne Perspektive an. Als mutige Unternehmerin, die ihre Ideen stets zu Ende führt, fand ich es immer sehr schwierig, ein solches Verhalten mit anzusehen. Wie oft habe ich mir gesagt: *Wie kann er in seinem Alter so leben, als Habenichts, der immer wieder von vorne anfängt?*

Jahrelang habe ich ihn kritisiert und ihm viele Ratschläge erteilt, damit er mit seinen brillanten Ideen Erfolg hat. Ich wollte ihm sogar helfen, indem ich in zwei seiner Unternehmungen investiert habe. Dabei kam jedoch nichts heraus, denn wieder wandte er sich etwas anderem zu.

Mir war durchaus klar, dass nur mein Ego um jeden Preis seinen Erfolg wollte. Der Erfolg meines Sohnes hätte mir geschmeichelt. Ich wollte ihm also helfen, um mein Ego zufriedenzustellen. Es war ein langer Prozess, der sich über Jahre hinzog, und während ich diese Zeilen schreibe, hat sich mein Sohn immer noch nicht geändert – er arbeitet an zwei Projekten gleichzeitig. Ich habe beschlossen, noch einmal Geld in ihn zu investieren, um zu prüfen, ob ich imstande bin, es nur aus Liebe zu ihm zu tun und nicht zu meinem eigenen „Ruhm". Sollte er mein Geld nicht für das ausgeben, was mir gefällt, kann ich bei dieser Gelegenheit testen, wie weit ich fähig bin, loszulassen.

Ich empfehle dir, wachsam zu sein, wenn du dich um einen anderen Menschen sorgst. Jedes Mal, wenn du versuchst zu helfen, ohne dass du darum gebeten wurdest, wirst du herausfinden, dass du Angst um dich selbst hast, wenn der andere deine Ratschläge nicht befolgt. Dein Ego hat Angst und es meint auch, eine größere Bedeutung zu erlangen, wenn die andere Person **dank deiner Ratschläge und deiner Hilfe** erfolgreich ist.

Und selbst wenn jemand dich um Hilfe bittet: Sagst du dann bedingungslos Ja oder entscheidest du dich fürs Hilfeleisten, um für seinen Erfolg Anerkennung zu erhalten? Die letztgenannte Art und Weise ist an Bedingungen geknüpft und dient lediglich dazu, dein Ego zufriedenzustellen und es zu nähren.

Hochmut

Unser Ego ist nie zufrieden, darum: Je mehr Bedeutung es erlangt, umso mehr Angst hat es, sie wieder zu verlieren, und umso mehr ist es darauf aus, noch mehr Bedeutung zu erlangen. Unter Umständen entwickelt es sogar Hochmut, was auch als *aufgeblähtes Ego* bezeichnet wird.

Hochmut ist also das Ego in seiner stärksten Ausprägung.

Hochmut ist ein übersteigertes Selbstwertgefühl, ein übertriebenes Selbstbewusstsein, das bewirkt, dass man sich selbst über die anderen erheben will. Man will um jeden Preis gewinnen und Recht behalten. Unser Ego ist stets bestrebt, uns sein Wertesystem aufzudrängen, und wenn es dieses System zusätzlich auch noch anderen aufzwingen will, ist das Hochmut.

Der Hochmütige hält sich für so wichtig und mächtig, dass er meint, er allein sei im Besitz der Wahrheit. Deswegen hält er sich für besser und überlegen. Er versucht, andere zu überreden, seine Überzeugungen zu übernehmen, will beherrschen. Er spezialisiert sich darauf, vielfältige Gründe zu finden, damit die anderen ihm glauben und tun, was er will. Verhaltensweisen und Einstellungen, die andere herabsetzen, vermitteln ihm ein Gefühl der Überlegenheit. Da er um jeden Preis im Recht sein will, impliziert dies für ihn, dass die anderen im Unrecht sind.

Hier einige Beispiele für Hochmut:

- *Wann hörst du endlich auf zu rauchen? Du weißt, dass es nicht gesund ist. ICH habe es geschafft, mit dem Rauchen aufzuhören, dann müsstest du doch auch imstande sein, dasselbe zu tun wie ICH.*
- *Mein Mann will sich MIR nicht anschließen und Kurse zur persönlichen Weiterentwicklung belegen, wie ICH. Er ist nicht mehr auf MEINEM Niveau. ICH fürchte, das beeinträchtigt unsere Beziehung.*
- *Warum kannst du nicht einfach alles sofort wegräumen, wie ICH? Siehst du nicht, dass das sinnvoller wäre?*
- *Ist dir nicht klar, dass deine Art, die Kinder zu erziehen, falsch ist? Du bist zu nachgiebig. Du solltest MEINE Methode ausprobieren, sie führt zu viel besseren Ergebnissen.*
- *Wenn ich wütend bin, ist das deine Schuld, du hast schließlich angefangen.*

Hochmut kann sich in intellektueller oder spiritueller Form äußern. Der vernunftbetonte Hochmütige verwendet vor allem sein Wissen, um sein Ansehen zu steigern. Der Eindruck, den er durch seine Art, über seine Kenntnisse zu sprechen, vermittelt, könnte man etwa so wiedergeben: *Hör MIR zu, ICH weiß es besser als du.* Er spricht häufig schnell und erhebt die Stimme, besonders dann, wenn ihm bewusst wird, dass er die anderen nicht zu überzeugen vermag.

Der spirituelle Hochmütige hält sich in Bezug auf etwas, das er *ist,* für überlegen: *ICH BIN besser organisiert als du, ICH BIN geduldiger als du, ICH BIN weiter entwickelt als du …* Auch wenn er diese Worte nicht benutzt, kann man es leicht in seinen Äußerungen erkennen.

Ich könnte Millionen von Beispielen aufzählen, wie wir versuchen, einen anderen Menschen zu überzeugen, so zu handeln oder zu sein wie wir. Nach dem Willen unseres Ego sollen wir glauben, dass unser Handeln dem Wohl anderer dient. Es meint auch, je mehr Bedeutung es erlangt, umso besser sei es in der Lage, anderen Angst zu machen. Auf diese Weise, so glaubt es, hätte es dann selbst weniger Angst. Auch diese Annahme ist eine Illusion, denn wir alle wissen, dass ein großer Hund häufig mehr Angst hat als ein kleiner.

Ist dir schon aufgefallen, dass man nicht das Geringste erreicht, wenn man sich mit Hochmut ausdrückt? Je hochmütiger man ist, umso mehr sträubt sich das Gegenüber, da die betreffende Person sich abgewertet und verglichen fühlt. Der Hochmütige will sich größer machen, was ausschließlich seinem Ego gefällt. Die Person, die herabgesetzt wurde, weiß im tiefsten Inneren, dass diese Einstellung im Gegensatz zur wahren Liebe steht, die die Unterschiede der Menschen akzeptiert.

Hinter hochmütigem Verhalten verbirgt sich die große Angst, zurückgewiesen, nicht geliebt zu werden.

Ein hochmütiges Verhalten symbolisiert einen großen **Mangel an Selbstwertgefühl** bei einem Menschen. Genau aus diesem Grund ist er bestrebt, sich mit anderen zu vergleichen und dabei positiv abzuschneiden. Sein fehlendes Selbstwertgefühl bewirkt, dass er unfähig ist, auf sich selbst zu vertrauen, sich selbst Komplimente zu machen, insgesamt gesehen, sich zu lieben. Eben daher rührt sein Bedürfnis nach Bestätigung im Außen, das heißt, seine Suche nach Liebe und Zustimmung der anderen, um glücklich zu sein.

Ein hochmütiges Verhalten haben bedeutet auch, auf idealistische Weise nach Perfektion zu suchen. Idealistisch sein ist das Gegenteil von realistisch sein. Falls du dich also als jemanden siehst, der nie zufrieden ist, und alles, was du tust, noch mal von vorn beginnst, um sicher zu sein, dass es perfekt ist, dann ist das dein Ego, das sich sehr vor Zurückweisung fürchtet.

Leider kann das Ego nicht wissen, dass es Vollkommenheit nur in der spirituellen, aber nicht in der materiellen Welt gibt, da ihm absolut nicht bewusst ist, dass eine spirituelle Welt überhaupt existiert.

Die Gefahr übertriebenen Idealismus' liegt darin, sich im Vergleich mit anderen häufig als geringer einzuschätzen oder ein Kompliment zurückzuweisen. Dein Ego wird sein Möglichstes tun, damit du glaubst, es sei ein Zeichen von Bescheidenheit, wenn du zugibst, dass du unterlegen bist. Demgegenüber gibt es aber noch einen weiteren Trick, den das Ego einsetzt, um sich durchzusetzen.

Nehmen wir das Beispiel von Jasmin, die sich unablässig selbst herabsetzt, weil sie meint, sie sei keine gute Köchin. Wenn Sie Gäste empfängt, sagt sie als Erstes: *Ich habe für euch ein italienisches Gericht zubereitet, aber ich weiß ja, dass ich nicht so gut kochen kann wie ihr alle. Ich hoffe, dass es euch trotzdem schmeckt.*

Mit solchen Bemerkungen strebt sich nach Komplimenten von ihren Gästen, die natürlich versuchen, sie zu beruhigen. Schade ist, dass sie ihren Gästen selbst dann, wenn diese ihr nachdrücklich versichern, dass alles sehr gut schmeckt, keinen Glauben schenkt und sich bei der nächsten Gelegenheit wieder genauso verhält. Sie wird nie mit ihren Kochkünsten zufrieden sein, denn ihr Ideal ist unrealistisch.

⊶ ⩤◆⩥ ⊷

Hast du dich schon einmal gefragt, wie die Welt wäre, wenn wir alle dieselben Verhaltensweisen und Einstellungen hätten? Es wäre eine sehr eintönige Welt, nicht wahr? Überdies hätten wir überhaupt keine Gelegenheit zu prüfen, wie weit wir zu wahrer Liebe und echter Akzeptanz in der Lage sind.

Wenn du ein Mensch bist, der oft verzichtet, es nicht wagt, seinen Platz einzunehmen, und den Eindruck hat, dass die anderen ein hochmütiges Verhalten an den Tag legen, dann sieh noch einmal genauer hin. Sehr oft verdrängt jemand, der verzichtet und sich von anderen beherrschen lässt, seinen eigenen Hochmut. Er lebt ihn nur innerlich, um nichts nach außen dringen zu lassen, und sagt sich: *Es bringt nichts, MICH auf eine Auseinandersetzung mit ihm einzulassen. Er hat keine Ahnung. ICH sage nichts, aber ICH weiß, dass ICH Recht habe. ICH richte es so ein, dass ICH trotzdem das tue, was ICH will.*

Dank all dieser Beispiele in diesem Kapitel wage ich zu hoffen, dass dir nun der Einfluss deines Ego besser bewusst ist. Ich will dich keinesfalls entmutigen, sondern dir nur helfen, diesen Einfluss zu erkennen.

Es ist keine Veränderung möglich, solange dir nicht klar ist, was du verändern willst.

Mit den Jahren wird es immer dringender und wichtiger, zu erkennen, wie weit wir dem Ego Macht über uns eingeräumt haben – nicht erst in diesem Leben, sondern schon seit vielen Leben. Es hat gemerkt, dass es eine viel größere Bedeutung erlangt, wenn es unsere Angst, verletzt zu werden, aufrechterhält (die fünf Seelenwunden). Nur dadurch, dass du das erkennst, kannst du eines Tages die Herrschaft über dein Leben zurückerlangen und deine große innere Macht, die die Bedürfnisse deiner Seele kennt, wieder ihren Platz einnehmen lassen.

In den folgenden Kapiteln wirst du herausfinden, wie du den Einfluss deines Ego nach und nach verringern kannst, um schließlich Herr über dein Leben zu werden. Anschließend kannst du die Verbindung zwischen den Wunden und den verschiedenen Ausdrucksformen des Ego herstellen und das wird dir, wie ich von ganzem Herzen hoffe, dabei helfen, wieder du selbst zu werden und deine Wunden nicht mehr länger zu hegen.

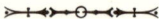

Nachdem ich das Kapitel gelesen habe, beschließe ich, Folgendes in meinem Leben anzuwenden:

_____

_____

_____

_____

_____

_____

_____

_____

_____

_____

_____

_____

_____

_____

_____

Kapitel 4

Den Einfluss des Ego und der Wunden verringern

Dieses Kapitel beginnt mit einem Auszug aus meinem Buch *Handbuch für die innere Kraft:*[2]

„Wie können wir unserem Ich langsam, aber sicher den Wind aus den Segeln nehmen? Zuerst müssen wir die aktuelle Situation akzeptieren und dürfen uns keine Vorwürfe deshalb machen. Bislang glaubten wir einfach, dass das Ego das beste Mittel wäre, Leid zu vermeiden. Wir haben ihm lange viel zu viel Macht eingeräumt, so dass der Diener nun zum Herrn geworden ist. Durch unsere neue Bewusstseinsöffnung wird uns klar, dass wir selber Herr sein sollten und diesem Diener eigentlich keine Entscheidungen zustehen. Ist er nicht dazu da, den Bedürfnissen seines Meisters Folge zu leisten? Akzeptieren wir die jetzige Situation, fühlt sich das Ich nicht angeklagt, sondern für die bisher geleisteten Dienste anerkannt. Es wird glücklich und erleichtert sein, wieder in die Dienerrolle schlüpfen zu können, und uns die des Herrn gerne wieder überlassen.

Wir dürfen also nie vergessen, dass wir nicht unser Ego sind, und sollten Kontakt mit unserer göttlichen Essenz aufnehmen. Wir sind perfekte Wesen, denen ein stofflicher Körper gegeben wurde, um bestimmte Erfahrungen in der stofflichen, emotionalen und geistigen Welt zu machen und schließlich wieder zu unserer wahren Natur zurückzukehren und reiner Geist zu wer-

---

2 Aitrang: Windpferd 2005, S. 143.

den. Leider haben wir diese Tatsache immer mehr aus den Augen verloren und unser Ich geschaffen. Wir sollten also wieder Kontakt zu unserer wahren Individualität und unserem wahren Wesen herstellen."

Wenn du ehrlich bist, dann hast du dich bestimmt in den verschiedenen Beispielen wiedererkannt, die erklären, welche verschiedenen Methoden das Ego einsetzt, um sich zu nähren und zu spüren, dass es existiert. Es kann jedoch auch sein, dass du gar nicht merkst, wenn es dich dazu treibt, das zu negieren, was dich betrifft, und stattdessen mit dem Finger auf das Verhalten anderer zu weisen.

Das kommt sehr häufig vor, denn wenn wir in unseren Seminaren vom Ego sprechen, hören viele Teilnehmer nicht auf das, was wir sagen, oder sie entstellen das Gehörte – meinen Dozentinnen und mir ist das schon seit den Anfängen von *Écoute Ton Corps* aufgefallen.

Angehörige um Hilfe bitten

Um den Einfluss deines Ego zu verringern, schlage ich dir als ersten Schritt vor, das vorangegangene Kapitel noch einmal zu lesen und aufzuschreiben, welche verschiedenen Ausdrucksformen dein eigenes Ego hat.

Bist du WIRKLICH bereit zuzugeben, dass du ihm sehr viel Platz in deinem Leben einräumst, dann such dir eine Person, die dich gut kennt und fähig ist, dir die Wahrheit zu sagen, und zeig ihr deine Liste. Bitte sie um ihre Meinung zu den Verhaltensweisen und Einstellungen, die sie an dir beobachtet hat, in denen dein Ego präsent ist; sie verdeutlichen, dass eine deiner Wunden aktiv ist und eine Maske zum Einsatz kommt. Wenn ihr weitere Verhaltensweisen auffallen, die zu akzeptieren dir schwer fällt, kann sie dir Beispiele nennen.

Keine Sorge, es ist ganz normal, dass dir diese Übung schwer fällt, denn das Ego will nichts davon hören, dass es irgendetwas täte, das dir schadet. Es ist so davon überzeugt, dass es Recht hat und dir helfen will, dass es sein Möglichstes tut, damit du seine Macht nicht entdeckst. Doch wenn du auf dein Herz hörst, wird dir die Übung keine Schwierigkeiten bereiten.

Um die Übung noch weiter zu vertiefen, kannst du dieselbe Person oder deine Angehörigen fragen, wann du Ausdrücke wie die folgenden benutzt:

- *Also ich ...;*
- *Ich hab's ja gewusst* oder *Ich wusste es;*
- *Ich bin mir ganz sicher* oder *Ich war mir ganz sicher;*
- *Ich hab's dir ja gesagt,* ohne dass dich jemand darum gebeten hätte;
- *Ja, aber; nein, aber,* um dich zu rechtfertigen;
- *Hör mal zu* mit der Bedeutung: *Ich will, dass du mir zuhörst, denn ich weiß, dass ich Recht habe;*
- *Hast du verstanden, was ich gerade gesagt habe?* – wenn es im Klartext bedeutet: *Verstehst du jetzt endlich, dass ich Recht habe?*
- *Also darüber bin ich hinaus!!!*

Die Botschaft körperlicher Beschwerden

Dein innerer Gott setzt auch physische Beschwerden ein, um dir zu zeigen, dass dein Ego dich im Griff hat und dir Leid verursacht. Jedes Unwohlsein sagt uns nämlich, in welchem Ausmaß die Seele leidet, wenn wir uns selbst nicht genug lieben. Je intensiver der physische Schmerz ist, umso dringender müssen wir uns diesen Mangel an Liebe bewusst machen, und zwar in allen Lebensbereichen.

Wenn du unter Verspannungen, steifen Gelenken, Arterienverkalkung (Arteriosklerose), Verstopfung etc. leidest, zeigen dir diese Beschwerden an, wie sehr dein Ego Recht haben will. Das bedeutet vor allem eins: Du musst erst einmal akzeptieren, dass du so starke Angst hattest, verletzt zu werden, dass du dich unbewusst von ihm hast kontrollieren lassen. Angst haben an sich ist jedoch weder gut noch schlecht, sondern einfach menschlich. Zusammenfassend: Wenn dir bewusst wird, welche Ursache hinter einem physischen oder psychischen Leiden steht, dann heißt das nicht, dass du etwas falsch gemacht hast und dein Verhalten und deine Einstellung nun ändern sollst, damit es dir wieder gut geht. Die Hauptbotschaft ist vor allem: Du kannst zufrieden sein, weil du das überhaupt erkannt hast. Anschließend geht es darum, dass du dir selbst erlaubst, für den Moment so zu sein, obwohl du im tiefsten Inneren weißt, dass du nach und nach wieder Herr deiner selbst werden willst.

Auf der psychischen Ebene weißt du, dass dein Ego die Oberhand gewonnen hat, sobald du eine Maske trägst, die mit einer deiner Wunden verknüpft ist. Du kannst also alle Verhaltensweisen und Einstellungen, die mit den Wunden zusammenhängen, noch einmal nachlesen. Im ersten Kapitel werden sie detailliert dargestellt.

Das Ego akzeptieren

Dadurch, dass du das Ego in deinem derzeitigen Leben annimmst, kannst du leichter zugeben, wenn du eine Maske trägst und nicht auf dein Herz hörst. Dieses Annehmen ist ein Liebesbeweis. Und nur die Liebe kann etwas transformieren, was auch immer es sei.

> **Dich selbst lieben bedeutet, du gestehst dir für den Moment das Recht zu, so zu sein, wie du bist. Es ist der einzige Weg, wie eine innere und äußere Transformation stattfinden kann.**

Ich möchte gerne von einer Erfahrung berichten, die ich gerade jetzt beim Schreiben dieser Zeilen mache. Ich nehme zusammen mit meiner Schwester an einer Kreuzfahrt teil und nutze die Tage auf dem Meer, um einen Teil dieses Buches zu schreiben. Mein Mann und ich haben schon viele Kreuzfahrten mit dieser Gesellschaft mitgemacht und so wurde mir vor unserer Abreise mitgeteilt, ich sei eine Fünf-Sterne-Kundin und käme deswegen in den Genuss zahlreicher Privilegien.

Ich freute mich sehr darüber, ohne zu merken, dass es mir auch sehr schmeichelte, als „besondere Kundin" betrachtet zu werden. Jedes Mal, wenn ich auf dieser Kreuzfahrt das Recht auf ein Privileg hatte, vergewisserte ich mich, dass ich es auch erhielt, indem ich sagte:

- *Ich habe eine Einladung für dieses Essen erhalten. ICH BIN eine Fünf-Sterne-Kundin.*

- *ICH BIN eine Fünf-Sterne-Kundin, man hat mir gesagt, ich sei berechtigt, als Erste das Schiff zu verlassen und ich bräuchte nicht in der Schlange zu stehen.*

- *Sie denken daran, mir die 50 Prozent auf diese Flasche Wein zu geben, die mir zustehen, nicht wahr? ICH BIN nämlich eine Fünf-Sterne-Kundin.*

- *ICH BIN eine Fünf-Sterne-Kundin und man hat mir gesagt, ich hätte das Recht auf einen Tag im Spa gratis. Stimmt das?*

Und so weiter für jedes Privileg. Wenn ich dann die Antwort erhielt: *Natürlich, Madame, willkommen bei uns, wir freuen uns, treue Kunden bei uns zu empfangen,* dann war mein Ego zufrieden und fühlte sich als etwas ganz Besonderes. Seine Vorstellung, es sei wichtig, wurde dadurch gestärkt. Es dauerte mehrere Tage, bis mir auffiel, dass die fünf Sterne auf meinem Kabinenticket standen, die ich dem Personal vorzeigen musste. Es war völlig überflüssig, daran zu erinnern.

Wie hätte ich reagiert, wenn ich meinem Herzen gefolgt wäre? Ich hätte die Großzügigkeit der Kreuzfahrtgesellschaft einfach angenommen und wäre dankbar gewesen, hätte nicht jedes Mal sagen müssen, *ICH BIN eine Fünf-Sterne-Kundin,* außer wenn mich jemand danach gefragt hätte.

Das Ego glorifiziert alles Materielle. Das Herz kann seine göttliche Macht erkennen und ist einfach dankbar.

Der Stolz des Ego

Du fragst dich möglicherweise, ob das bedeutet, dass wir niemals stolz auf unsere Erfolge oder Leistungen sein dürfen. Das wollte ich damit nicht sagen. Natürlich ist es wichtig, stolz auf sich zu sein, denn es ist hilfreich, um mehr Selbstachtung und Selbstvertrauen zu haben. Stolz spielt sich jedoch in unserem Inneren ab. Es besteht kein Anlass, ihn überall hinauszuposaunen, um Anerkennung oder Komplimente von anderen zu erhalten. Wenn wir sehr stolz darauf sind, dass wir ein Hindernis überwunden, ein Ziel erreicht oder uns einer Herausforderung gestellt haben, und froh sind, aus unseren inneren Ressourcen geschöpft und so unsere große Kraft entdeckt zu haben, dann sind wir im Handeln unserem Herzen gefolgt. Wir brauchen noch nicht einmal mit anderen darüber zu sprechen. Sie werden es schon von selbst merken und uns wahrscheinlich beglückwünschen. Alles, was wir dann tun müssen, ist danke sagen, mehr nicht.

Wenn du das Bedürfnis hast, von einem wichtigen Sieg zu berichten, vergewissere dich vorher, dass du es nicht mit der Absicht tust, von anderen für das, was du getan hast, anerkannt und beglückwünscht zu werden.

Bei *Écoute Ton Corps* hören meine Dozentinnen und ich oft Aussagen wie: *Danke von ganzem Herzen, ihr habt mir das*

Leben gerettet. Ich kann euch versichern, dass solch überschwänglicher Dank uns Gelegenheit gibt, Bescheidenheit zu praktizieren und unsererseits einfach *Danke* zu sagen, denn wir wissen sehr gut: Wenn jemand sein Leben mithilfe unserer Lehren geändert hat, dann nur deswegen, weil er es gewagt hat, das umzusetzen, was er gelernt hat. Wir waren nur das Werkzeug, das er brauchte.

Würden wir dagegen nach einem solchen Bekenntnis allen, die es hören wollen, erzählen, wir hätten das Leben von diesem oder jener gerettet, dann wäre das eine Art, uns wichtig zu machen. Jede Arbeit im Bereich der persönlichen Beratung oder der Heilung verlangt viel Demut. Leider tappen viele dieser Helfer in die Falle und meinen, sie seien diejenigen, die ihre Klienten heilen.

Was tun mit dem Ego der anderen?

Es kann sein, dass du in bestimmten Situationen Widerstand in dir spürst. Nehmen wir das Beispiel eines Mannes, der die Geduld mit seiner Frau verliert und sagt: *Das ist nicht MEINE Schuld, es ist wegen MEINER Frau, die ein sehr großes Ego hat und MICH so reagieren lässt. Sie glaubt, sie hätte immer Recht. Wäre sie liebevoller, besser imstande, MIR manchmal Recht zu geben, dann WÄRE ich anders.*

Stimmt, manchmal ist es sehr schwierig, nicht zu reagieren. Es kommt sogar recht häufig vor, dass wir die Kontrolle verlieren und das, was wir sagen, bereuen. Also, was tun wir dann angesichts einer Person, die unablässig meint, sie sei im Recht?

Meine Antwort lautet: Handle ebenso, wie wir es bereits im Zusammenhang mit der Entdeckung deines eigenen Ego beschrieben haben. Das einzige Mittel, das zu einem Ergebnis führt, ist, das hochmütige Verhalten des Betreffenden zu akzeptieren. In Wirklichkeit hat er Angst um sich und ist verletzt. Welche Wunde auch immer aktiviert wurde, das hochmütige

Verhalten verbirgt die Angst, nicht geliebt zu werden. Da die Person sich selbst nicht genug liebt, strebt sie nach deiner Liebe und der Liebe der Menschen in ihrem Umfeld.

Allein das Anerkennen und Akzeptieren ihrer Angst trägt dazu bei, dass es dir viel besser geht. Es kann sein, dass das schon genügt, damit du dich nicht zu einer Reaktion hinreißen lässt, sondern einfach zuhörst, ohne zu antworten. Denk aber daran, dass dein Ego mit aller Kraft versuchen wird, das letzte Wort zu haben, Recht zu behalten. Das ist eine ausgezeichnete Übung, die anfangs vielleicht schwer fällt, mit zunehmender Praxis jedoch leichter wird. Schließlich schafft man es, dem Gegenüber ruhig zu sagen: *Können wir uns das Recht zugestehen, dass unsere Meinungen hier auseinandergehen und dass wir beide weiterhin von unserem jeweiligen Standpunkt überzeugt sind?*

Diese Methode führt zu sehr guten Ergebnissen. Es fällt dir dann leichter zu erkennen, dass der andere dich nicht absichtlich verletzen oder dir womöglich sagen will, dass er dich nicht mag. Er will einfach Recht haben, um sein Ego zufriedenzustellen, weil er glaubt, das sei der einzige Weg, jemand Wichtiges zu sein. Im letzten Kapitel werde ich noch auf weitere Methoden eingehen, die angewandt werden können.

Sich ausnutzen lassen

Für die meisten von uns ist es offenbar schwierig zu akzeptieren, dass jemand unsere Ideen stiehlt. So etwas ist dir bestimmt auch schon passiert. Oft höre ich solche Beispiele: *Meine Schwägerin hat einen Apfelkuchen für uns gebacken und gesagt, sei freue sich, dass sie dieses Rezept entdeckt habe. Als ich ihr erklärte, es sei doch mein Rezept, leugnete sie es ab.*

Ich für meinen Teil erinnere mich an die erste große Ungerechtigkeit, die ich erlebt habe, als ich im Vertrieb arbeitete. Da ich schon immer sehr kreativ war und im Privatleben gerne Neues ausprobierte, tat ich dies auch im Beruf.

Sobald ich eine neue Idee für die Präsentation eines Produkts hatte, erzählte ich es – weil ich so stolz darauf war und vor allem, nachdem ich festgestellt hatte, dass die Ergebnisse gut waren – sofort meiner Chefin. In der Woche darauf bei der allgemeinen Versammlung verkündete sie, sie habe eine neue Idee und schlug allen vor, sie umzusetzen. Ich hörte ihr zu und sagte mir: *Sie wird MIR bestimmt danken und allen sagen, dass ICH diejenige war, die ihr davon erzählt hat.* Aber sie tat es nicht.

Du kannst dir vorstellen, wie wütend ich war. Sobald ich genügend Mut gefasst hatte, um ihr gegenüberzutreten und sie zu fragen, warum sie nicht zugegeben hatte, dass die Idee von mir stammte, leugnete sie vehement ab, von mir vorher etwas davon gehört zu haben. Ich hatte allen Grund, sie als Person, die andere ausnutzt, Lügnerin, undankbar etc. zu behandeln.

Solche Vorfälle wiederholten sich mehrfach und jedes Mal verübelte ich es nicht nur ihr, sondern noch mehr ärgerte ich mich über mich selbst, dass ich so naiv gewesen war und schon wieder über meinen Einfall gesprochen hatte. Es war einfach stärker als ich, ich war so begeistert, wenn ich etwas zur Verbesserung meiner Arbeit entdeckte, dass ich spontan darüber redete und nicht mehr an meinen Vorsatz dachte, es nicht mehr zu tun.

Ich hatte dabei durchaus nicht die Absicht, andere daran zu hindern, meine guten Ideen zu nutzen. Ich wollte nur die Anerkennung dafür erhalten. Ich wusste nicht, dass es mein Ego war, das anerkannt werden wollte. Hätte ich in jenem Moment genügend Selbstliebe gehabt, dann hätte ich einfach stolz auf mich sein können, ohne unbedingt auf öffentliche Anerkennung aus zu sein. Ich habe danach auch weiterhin meine Ideen weitergegeben und nach und nach gelernt, dass meine Freude, etwas Neues zu entdecken, ausreichte.

So verhält es sich auch mit der Lehre von *Écoute Ton Corps*. Millionen Menschen wenden es an und der Gedanke, dass es ihnen helfen kann, macht mich glücklich. Ob sie nun wissen, dass ich die Urheberin bin, spielt keine Rolle. Ich glaube nicht, dass mir in diesem Fall meine Ideen gestohlen werden.

Wie ich ebenfalls weiß, kommt es sehr häufig vor, dass ich mich an etwas erinnere, das ich früher einmal gelesen habe, und es verwende, ohne mich an die genaue Quelle zu erinnern. Dann sage ich mir: Möglicherweise könnte jemand meinen, ich hätte mir seine Lehren ohne seine Zustimmung zu eigen gemacht. Doch ich weiß auch, dass ich dabei nur die Absicht habe, zu helfen und weiterzugeben. So kann ich erkennen, dass andere dieselbe Absicht haben wie ich.

Dein Ego personalisieren

Um dich noch besser zu unterstützen, dein Ego zu mindern und besser mit ihm zu kommunizieren, empfehle ich dir Folgendes: Wenn du merkst, dass dein Ego anstelle deines Herzens dein Handeln leitet, dann personalisiere es, indem du ihm einen Namen gibst. Seit ich diese Technik anwende, hat sie sich als so effizient erwiesen, dass ich beschlossen habe, sie in diesem Buch vorzustellen.

Mein Ego heißt *Mouchette* („kleine Fliege"). Warum? Vor vielen Jahren nahm ich einmal an einem Workshop in Kalifornien teil. An einem Tag hatten wir einen freien Nachmittag und ich ging in der Natur spazieren. Ich hatte ein Notizheft und einen Stift mitgenommen, um meine Ideen zu den Projekten aufzuschreiben, zu denen ich mir während dieser Reise etwas überlegen wollte. Plötzlich merkte ich, dass mich schon seit einigen Minuten eine Fliege mit lautem Brummen umschwirrte. Ich versuchte, sie mit den Händen zu verjagen, dann mit meinem Notizheft, schließlich rief ich, sie solle mich in Ruhe lassen – nichts vermochte sie fernzuhalten. Das schöne Wetter und die Natur, die mich umgab, konnte ich nun nicht mehr genießen.

Nach einigen Minuten kam mir jedoch der Gedanke, dass die Fliege vielleicht etwas zu bedeuten hatte.

Kaum hatte ich mir diese Frage gestellt, fiel mir als Antwort ein, dass sie meine Aufmerksamkeit auf die schädlichen Gedanken lenken wollte, die mir bei meinem Spaziergang im Kopf herumgingen. Ich sorgte mich um alle nur erdenklichen Konsequenzen, wenn ich dieses oder jenes täte. Ich hatte auch zornige Gedanken in Bezug auf bestimmte Situationen, mit denen ich kurz davor konfrontiert gewesen war. Sobald ich meinem inneren Gott dafür gedankt hatte, dass er die Fliege als Hilfsmittel eingesetzt hatte, um mir bewusst zu machen, dass meine Gedanken nicht meinem Herzen entsprangen, verschwand die Fliege umgehend. Und darum habe ich beschlossen, mein Ego *Mouchette* zu nennen. Wenn mein Ego mit seinen verschiedenen kleinen Stimmen die Oberhand gewinnt, habe ich immer das Gefühl, dass mein Kopf von einem Summen erfüllt ist – bssssss.

Auf den folgenden Seiten werde ich diesen Namen benutzen, wenn ich von meinen persönlichen Erfahrungen berichte; für allgemeine Beispiele nutze ich dagegen den Namen *Canta.* Ersetze *Canta* ruhig durch einen Namen, den du dir zum Kommunizieren mit deinem Ego ausgesucht hast. Dadurch kannst du dich daran gewöhnen, mit ihm zu sprechen.

Um noch einmal auf mein Beispiel auf dem Kreuzfahrtschiff zurückzukommen: Sobald mir bewusst geworden war, dass *Mouchette* die Oberhand gewonnen hatte und Aufmerksamkeit wollte, sagte ich: *Ich weiß,* Mouchette, *dass du gerne auf diese Weise anerkannt werden willst. Ich weiß, dass du mir auf diese Weise helfen willst, und ich danke dir dafür. Du kannst jetzt gehen und dich ausruhen.*

Mit dem Ego sprechen

Warum mit ihm sprechen? Weil es für sein Leben gerne Anerkennung erhält. *Ja, aber besteht denn nicht die Gefahr, dass es noch stärker wird, wenn es mehr Anerkennung erhält?*, fragst du nun. Du kannst selbst feststellen, dass das Gegenteil eintritt, wenn du dich mit Akzeptanz ausdrückst.

Wenn du mit deinem Ego sprichst und dabei anerkennst, dass es dir in guter Absicht helfen will, freut es sich. Es weiß nicht, dass deine Akzeptanz dazu beiträgt, es zu verringern.

Das Ego ist nämlich außerstande, die Bedeutung von *Akzeptanz* zu erfassen. Es versteht nur Gedankliches, während das bedingungslose Annehmen einer Gegebenheit oder eines Menschen von Herzen kommt. Es ist also eine spirituelle, keine geistige, gedankliche Vorstellung. Ich wiederhole hier die Definition von Akzeptanz, wie in jedem Buch, jedem Seminar und jedem Vortrag. Selbst wenn du sie schon gelesen oder gehört hast, hast du sie sehr wahrscheinlich wieder vergessen – das ist ganz normal und menschlich. Je weniger Bedeutung dein Ego in deinem Leben hat, umso mehr wirst du daran denken, wie wichtig es ist, alles zu akzeptieren.

Annehmen heißt Ja sagen, anerkennen, heißt beobachten, was geschieht, ohne es als gut oder schlecht zu bewerten. Es bedeutet, dass wir es einfach beobachten, selbst wenn wir nicht damit einverstanden sind oder es aufgrund unserer Überzeugungen, aufgrund dessen, was wir früher gelernt haben, nicht verstehen.

Beim Lesen dieser Zeilen sind dir vielleicht solche Gedanken in den Sinn gekommen:

- *Wenn du mit etwas nicht einverstanden bist, warum solltest du es denn dann akzeptieren?*
- *Also wirklich, du kannst doch nicht alles akzeptieren, es gibt nun einmal inakzeptable Dinge im Leben;*
- *Wenn du das tust, wirst du ausgenutzt, du giltst dann als Schwächling, als Feigling, der alles mit sich machen lässt.*

Ist das der Fall, dann fang sofort an zu üben, mit deinem Ego zu sprechen: *Ich weiß, Canta, dass du mit der Definition des Wortes AKZEPTIEREN, die ich gerade lese, nicht einverstanden bist. Ich weiß, dass du mir helfen willst, aber ich bitte dich dennoch: Lass sie mich im Moment einfach lesen und sei nicht beunruhigt. Bevor ich sie, wie vorgeschlagen, akzeptiere, denke ich über die Konsequenzen nach, damit ich weiß, ob ich sie tragen kann oder nicht. DANKE, dass du mich gewähren lässt. Ich versichere dir, dass ich es ohne deine Hilfe schaffe.*

Wenn du mit ihm sprichst, ist es sehr wichtig, jedes Mal zu zeigen, dass du seine gute Absicht kennst und ihm für seine Bereitschaft, dir zu helfen, dankst. Du solltest seine Furcht, dass du ohne sein Eingreifen nicht überleben kannst, richtiggehend SPÜREN. Es hat kontinuierlich Angst, dass du eine der fünf Wunden wieder aufleben lässt und dieses Leid nicht zu ertragen vermagst. Aus diesem Grund musst du es in Bezug auf die Konsequenzen deiner Entscheidungen immer wieder beruhigen.

Sobald du akzeptierst und deinem Herzen folgst, wird die Maske, die in diesem Augenblick im Spiel ist, durch das von deinem Herzen ausgehende Licht erhellt – „illuminiert".

> **Denk daran, dass du deine Wunden nicht ELIMINIEREN,**
> **sondern mithilfe der Akzeptanz ILLUMINIEREN, heilen**
> **willst.**

Das Fantastische an der Akzeptanz ist: Die Tatsache, mit Herz zu handeln, bedeutet, dass du selbst wieder die Macht übernimmst. Du gibst deinem Ego keine Energie mehr, wodurch sein Einfluss verringert wird. Da es aber so froh ist, von dir akzeptiert zu werden, bekommt es das nicht mit.

Denk außerdem daran, dass du immer mehr du selbst wirst, je mehr das Ego schwindet. Nur so kannst du physisch und psychisch von allen dir innewohnenden Leiden geheilt werden.

Beschränke dich auf heilsame Überzeugungen

Bestimmt hast du bemerkt, dass ich mich, wenn ich vom Ego spreche, auf schädliche, nicht sinnvolle Überzeugungen beziehe. Überzeugungen, die uns guttun, sind jedoch solche, die mit keiner Vorstellung von gut oder schlecht verknüpft sind. Denk daran: Eine Überzeugung ist nur dann gut, wenn du bereit bist, sie zu ändern, sobald du eine bessere entdeckst. So glaube ich zum Beispiel an die Theorie der Wiedergeburt, daran, dass wir mehrere Leben auf der Erde verbringen. Würde jedoch eine andere Theorie mir mehr helfen zu spüren, dass allein die göttliche Gerechtigkeit existiert, wäre ich bereit, diese neue Theorie zu übernehmen.

Wir werden immer mehr wir selbst, lassen unser Leben nicht mehr von unserem Ego steuern und leiden infolgedessen immer weniger unter unseren Wunden. So glauben wir nicht mehr nur etwas, sondern wir WISSEN, was gut für uns ist. *Wir glauben weniger und wissen mehr.*

Wir selbst sein heißt, WISSEN, was wir wollen, indem wir spüren, was uns guttut, selbst wenn andere unsere Entscheidungen nicht gutheißen.

Das Wissen entspringt unserer Intuition, das heißt unserem Wesen, wenn wir in unserer Mitte sind. Demgegenüber blockiert das Ego die Intuition. Häufig könnte es dir schwerfallen, die *Canta*-Stimme und die Stimme der Intuition zu unterscheiden. Beide sind sehr subtil. Die beste Methode besteht darin zu prüfen, wie es dir mit dem geht, was du in dir spürst.

Hier ein Beispiel, das ich selbst erlebt habe. Ich hatte mich gerade ins Bett gelegt, als mir plötzlich eine Inspiration, eine neue Idee für dieses Buch kam. Ich stand jedoch kurz vor dem Einschlafen und wollte nicht wieder aufstehen, um die Idee aufzuschreiben. Ich wusste, dass sie meiner Intuition entsprang, weil ich weder Unbehagen noch Angst empfand. Ich war sicher, dass ich sie nicht vergessen würde, Plötzlich merkte ich, dass ich die Idee in Gedanken wiederholte, im Kopf redigierte und mehrmals wiederholte. Daher wusste ich, dass *Mouchette* gerade erschienen war. Sie hatte Angst, ich könnte die Idee vergessen, und wollte, dass ich vollkommen war. Ich sagte ihr: *Danke Mouchette, dass du mir so sehr helfen willst, aber im Moment brauche ich vor allem Schlaf. Sei beruhigt, ich erinnere mich morgen ganz bestimmt an die Idee, denn du hast sie mir schon vier Mal wiederholt. Sollte ich sie dennoch vergessen, dann deswegen, weil diese Idee nicht so wichtig war. Ich werde es dir bestimmt nicht übel nehmen, also kannst auch du dich jetzt ausruhen.* Kaum hatte ich geendet, flog meine schöne Fliege davon und ich konnte einschlafen.

Hier haben wir einen weiteren guten Grund, alle Momente, in denen das Ego sich deines Willens bemächtigt, immer bewusster wahrzunehmen. Dann hast du die Möglichkeit, dich wieder zu zentrieren. Das ist nicht nur Balsam für deine Wunden, der dazu beiträgt, sie allmählich zu heilen, sondern hilft dir außerdem auch, die Verbindung mit deiner Intuition wiederherzustellen, damit du dein Leben auf die Bedürfnisse deiner Seele, deines Lebensplans ausrichten kannst.

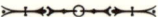

Nachdem ich das Kapitel gelesen habe, beschließe ich, Folgendes in meinem Leben anzuwenden:

_____

_____

_____

_____

_____

_____

_____

_____

_____

_____

_____

_____

_____

_____

_____

_____

Kapitel 5

Die Wunde der Ablehnung und der Ungerechtigkeit

Vor der Lektüre dieses Kapitels erinnere ich dich an meine Empfehlung, *Heile die Wunden deiner Seele* noch einmal zu lesen, und zwar insbesondere die Kapitel über die Wunden der Ablehnung und der Ungerechtigkeit. Darin sind zahlreiche Einzelheiten und Beispiele enthalten, die an dieser Stelle nicht wiederholt werden.

Im vorliegenden Buch fasse ich beide Wunden in einem Kapitel zusammen, weil sie miteinander in Verbindung stehen. Beide werden vom gleichgeschlechtlichen Elternteil oder von der Person, die an die Stelle dieses Elternteils getreten ist, geweckt – die Wunde der Ablehnung schon bei der Zeugung, die der Ungerechtigkeit erst etwa im Alter von vier Jahren.

Das Kind, das seit seiner Geburt unter Ablehnung zu leiden hat, meint, wenn es sich immer ganz still verhält, keinen Platz einnimmt und stets im Hintergrund bleibt, werde es mehr geliebt und nicht abgelehnt. Doch nach einigen Jahren verstärkt sich sein Gefühl, abgelehnt zu werden, immer mehr, denn seine Angehörigen vergessen sogar, dass es existiert. Das Kind kann dann beschließen, sich dagegen aufzulehnen, was die Entwicklung der Wunde der Ungerechtigkeit einleitet.

Manche leiden ihr ganzes Leben lang vor allem unter der Wunde der Ablehnung. Bei anderen wiederum nimmt die Wunde der Ungerechtigkeit so viel Raum ein, dass sie sich selbst überzeugen, nicht unter Ablehnung zu leiden.

Ein Mensch, bei dem die Wunde der Ablehnung sowohl im Verhalten als auch im Aussehen dominiert, leidet weniger an der Wunde der Ungerechtigkeit. Letztere ist dann weniger ausgeprägt, weniger aktiv. Dennoch existieren beide Wunden in jedem Menschen, selbst wenn eine weniger offen zutage tritt. Dadurch, dass man den Körper und das Verhalten der Person betrachtet, wenn ihre Wunde aktiviert ist, erkennt man leicht, welche Wunde in einem bestimmten Lebensabschnitt aktiv ist. Im Lauf der Jahre kann man mit großer Wahrscheinlichkeit Veränderungen beobachten.

Angenommen, ein Junge fühlt sich von seinem Vater abgelehnt, weil dieser die Tochter bevorzugt. Wenn seine Wunde der Ablehnung aktiv ist, sagt er nichts und tut so, als mache es ihm nichts aus. Unter Umständen zieht er sich auch in sein Zimmer zurück, vergräbt sich in einem Buch, beschäftigt sich mit Computerspielen oder irgendetwas anderem. Selbst wenn er es seinem Vater übel nimmt, findet er Entschuldigungen für ihn und meint eher, es sei seine eigene Schuld, wenn sein Vater ihn als Mensch nicht anerkennt. So sehr sucht er die Liebe dieses Elternteils, dass es ihm unmöglich ist zu glauben, dass dieser ihn nicht liebt. Er redet sich selbst ein, dieser Elternteil sei nur aus Liebe hart, kalt, gleichgültig, mitunter sogar gewalttätig. Das bezeichnet man als *im* Zustand *des Negierens, des Verleugnens sein.*

Einige Männer, die von ihrem Vater geschlagen wurden, haben mir gesagt: *Mein Vater hatte Recht, mich zu schlagen. Ich wusste, dass ich etwas Bestimmtes nicht tun durfte, und tat es trotzdem. Er schlug mich, weil er mich liebte und wollte, dass ich ein guter Mensch werde.* Ich erinnere daran, dass solche Entschuldigungen typisch für die Wunde der Ablehnung sind. Hätte die Situation die Wunde der Ungerechtigkeit ausgelöst, dann hätte das Kind sich aufgelehnt und seinen Vater als ungerecht verurteilt.

Wenn ein Junge sich dreist gegen seinen Vater erhebt (oder ein Mädchen gegen seine Mutter) und absichtlich das Gegenteil von dem tut, was dieser will, dann steht er unter dem Einfluss der Wunde der Ungerechtigkeit. Es kann bereits in der frühen Kindheit geschehen oder – deutlicher – im Jugend- oder Erwachsenenalter. Der Lebensplan einer Seele bestimmt schon vor seiner Geburt, welche Wunden am stärksten durchlebt werden müssen, damit sie nach und nach heilen und so der Seele helfen, sich zu entwickeln und Selbstliebe zu lernen.

Wenn die Wunde der Ungerechtigkeit aktiviert wird und sich dies im Verhalten einer Person zeigt, heißt das nicht, dass diese nicht auch unter Ablehnung zu leiden hätte.

**Die Wunde der Ungerechtigkeit hilft uns,
die Wunde der Ablehnung nicht zu spüren.**

Denn hinter der Wunde der Ungerechtigkeit ist die Wunde der Ablehnung **immer** vorhanden. Hier haben wir ein weiteres Mittel des Ego, um zu leugnen, dass wir uns abgelehnt fühlen. Bestimmt erinnerst du dich: In der Beschreibung der Ablehnung habe ich erwähnt, dass der *Flüchtende* (der unter Ablehnung leidende Charaktertyp) ein Experte darin ist, die Realität zu leugnen. Warum? Weil es die leidvollste Wunde ist.

**Leugnen ist eine Manifestation des Ego
in seiner stärksten Ausprägung.**

Erinnern wir uns an die Beschreibung der beiden Wunden im ersten Kapitel: Der *Flüchtende* und der *Starre* sind beide sehr perfektionistisch – allerdings aus unterschiedlichen Gründen.

Schon als kleines Kind erhielten sie die Aufmerksamkeit oder Lob des gleichgeschlechtlichen Elternteils nur dann, wenn sie sich nach dessen Regeln und Normen richteten. Darum verlangen sie sich selbst viel ab und überschreiten teilweise sogar ihre Grenzen, denn ihrer Meinung nach ist es nie gut genug. Der *Flüchtende* will perfekt SEIN, um sich geliebt und akzeptiert zu fühlen, während der *Starre* alles perfekt MACHEN will, um sich geliebt zu fühlen. In beiden Fällen herrscht große Angst vor Kritik vor, doch wenn jemand sich abgelehnt fühlt, ist die Kritik viel schmerzlicher, weil sie sein DASEINSRECHT von Grund auf infrage stellt. Der *Flüchtende* ist davon überzeugt, dass jegliche Kritik an dem, was er „tut", gleichbedeutend ist mit „DU BIST EINE NIETE". Darum fürchten wir uns mit fortschreitendem Alter unter dem Einfluss dieser Wunde zunehmend davor, Fehler zu machen.

Beim Schreiben dieses Kapitels denke ich an die zahlreichen Seminarleiter, die für *Écoute Ton Corps* tätig waren. Diejenigen, die beim Abhalten der Seminare zu oft von ihrer Wunde der Ablehnung gepeinigt wurden, waren emotional viel aufgewühlter als jene, die mehr von ihrer Wunde der Ungerechtigkeit betroffen waren. Die Vorwürfe des flüchtenden Teils in ihnen bereiteten ihnen große Schwierigkeiten. Sie meinten, sie seien der Herausforderung nicht gewachsen, professionelle Fachkräfte wie Psychologen oder Mediziner zu unterrichten, und ließen sich von diesen leicht aus dem Konzept bringen. Auch fiel es ihnen schwer, Kritik oder Widerstand seitens der Teilnehmer zu akzeptieren. Ihre erste Reaktion war: *Ich bin eine Niete, ich bin kein guter Seminarleiter, vielleicht werde ich entlassen.* Sie fürchteten sich so sehr, dass sie automatisch mehr Kritik auf sich zogen als jene, die beim Leiten eines Workshops nicht von ihrem *flüchtenden* Teil beeinflusst wurden.

Diejenigen, die entweder ein Detail vergaßen oder aber auf zu viele Einzelheiten eingingen, sodass ihnen am Ende keine Zeit mehr blieb, mussten bestimmte Aspekte des Seminars auslassen. Hinterher wurden sie von dem *starren* Teil in sich kritisiert für das, was sie getan hatten, und mehrere von ihnen gestanden mir, sie hätten große Angst gehabt, von mir gescholten zu werden, wenn ich davon erführe.

Mir ist auch aufgefallen, dass beide Wunden die Betroffenen daran hindern, leicht Hilfe von anderen in Anspruch zu nehmen und vor allem, darum zu bitten. Der *Starre* lehnt es im Allgemeinen aus zwei Gründen ab: Erstens möchte er niemandem etwas schuldig sein und verzichtet lieber auf Hilfe, als sich revanchieren zu müssen, zum Beispiel, wenn jemand anbietet, die Restaurantrechnung zu übernehmen. Zweitens ist er davon überzeugt, dass jemand anders die anstehende Aufgabe nicht gut genug erledigt, sodass er selbst ohnehin alles noch einmal machen müsste. Er sagt sich häufig: *Ich mache es lieber selbst, denn dann wird alles so erledigt, wie ich es gut finde. Außerdem dauert es zu lange, jemandem zu erklären, wie die Arbeit entsprechend meinen Vorstellungen ausgeführt werden soll.*

Die Reaktion des *Flüchtenden* besteht darin, Hilfe abzulehnen mit dem Gedanken, dass er nicht stören will und es auch sehr gut allein schafft. Er würde sich für einen Versager halten, wenn er Hilfe annähme. Wenn jemand darauf besteht, ihm helfen zu wollen, und er letztendlich doch akzeptiert, dann deswegen, weil er den Eindruck hat, dass er noch mehr stören würde, wenn er die Hilfe ablehnt, als wenn er sie annimmt. Er will anderen keinesfalls zur Last fallen und hält sich nicht für wichtig genug, um Hilfe zu verdienen. In seinem tiefsten Inneren meint er – im Allgemeinen, ohne dass es ihm bewusst ist: *Da haben wir's, jetzt bietet er mir auch noch seine Hilfe an, weil er mich für unfähig hält und denkt, ich schaffe es nicht allein.* Er kann sich nicht vorstellen, dass jemand, der Hilfe anbietet, es normalerweise tut, um großzügig zu sein.

Wenn der *Flüchtende* am Ende die angebotene Hilfe doch annimmt, kann es passieren, dass seine Wunde der Ungerechtigkeit sich durchsetzt. Dann nimmt er sich fest vor, sich auf jeden Fall an die Hilfeleistung zu erinnern, um sich angemessen revanchieren zu können und sich so richtig – gerecht – zu verhalten.

Abschließend lässt sich feststellen, dass die Wunde der Ablehnung immer im Bereich des SEINS angesiedelt ist. Entweder man urteilt selbst in bestimmter Weise über sich oder aber man fürchtet das Urteil anderer. Die Wunde der Ungerechtigkeit berührt dagegen das HABEN und das TUN. Man fürchtet, weniger oder mehr zu haben als die anderen, hat Angst, etwas schlecht oder zu gut zu machen. Die Angst, kritisiert oder bei einem Fehler ertappt zu werden, ist beiden Wunden gemeinsam. Im Sinne der Forderungen unserer Wunden wollen wir, dass alles gerecht und fair ist. Wir müssen das Richtige TUN, um akzeptabel zu SEIN.

> **Das Ego versteht nicht, dass allein die göttliche Gerechtigkeit existiert und dass das Gesetz von Ursache und Wirkung immer gerecht ist.**

Tatsächlich ist das Ego außerstande, ein göttliches Gesetz zu begreifen, da es nur Dinge versteht, die vom Verstand erfasst werden können. Es kann nicht wissen, dass es nichts nützt, das Gesetz von Ursache und Wirkung kontrollieren zu wollen. Dieses universelle spirituelle Gesetz ist sehr weise und irrt sich nie. Wir ernten stets das, was wir säen, ob es uns bewusst ist oder nicht.

Wenn du von keiner Wunde beeinflusst wirst, reagierst du ganz natürlich, zum Beispiel so: *Wie nett von dir, mir deine Hilfe anzubieten! Ich nehme sie gerne an.* Du hast nicht das Gefühl, dem anderen etwas schuldig zu sein. In einer Situation, in der du Hilfe ablehnst, solltest du prüfen, ob du es tust, weil du wirklich keine Hilfe brauchst, oder ob du dich vor irgendetwas fürchtest. Unser Ego beeinflusst uns mit so subtilen Mitteln, dass wir unablässig wachsam sein müssen, um es bewusst wahrzunehmen.

Denk daran: Sobald eine Wunde aktiviert ist, steuerst du dein Leben nicht mehr selbst. Es ist nur das *kleine Ich* des *Ego,* das von einem Gefühl erfasst wird. Sobald du andere oder dich selbst beschuldigst, bist du nicht mehr in deiner Mitte. Du hast zugelassen, dass dein Ego von dir Besitz ergreift und an deiner Stelle denkt und handelt. Wenn du dagegen in deiner Mitte und in deinem Herzen bist, spürst und beobachtest du, was geschieht, ohne Denkaktivität, ohne die Anklage, mit der ein Gefühl aufgeladen ist.

Wenn eine der fünf Seelenwunden dir Leid verursacht, dann heißt dies, dass du weder auf dein Herz noch auf deine Bedürfnisse hörst.

Wenn wir uns ins Gedächtnis rufen, dass das Ego alles in seiner Macht Stehende tut, um sich selbst zu beweisen und den anderen klarzumachen, dass es existiert, dann liegt es auf der Hand, dass die Wunde der Ablehnung für das Ego die schlimmste ist. Sie vermittelt ihm am stärksten den Eindruck, es habe kein Recht zu existieren und sei nichts wert.

Ich bin zu dem Schluss gelangt, dass die **Wunde, die für das Ego ausschlaggebend ist, die der Ablehnung ist.** Immer ist es diese Wunde, die das Ego dazu bringt, die Kontrolle zu übernehmen. Sie wird dann von den anderen Wunden begleitet und verstärkt. Je mehr Wunden gleichzeitig aktiviert werden, umso mehr leiden wir und umso mehr meint das Ego, es sei unentbehrlich für unseren Schutz. Darum verhält es sich auf so vielfältige Weise defensiv, denn es ist davon überzeugt, dass wir so viel Leid nicht überstehen können. Dass der Schmerz sich immer mehr festsetzt, je mehr es sich widersetzt und versucht, uns zu helfen, weiß es nicht.

Das ist auch der Grund, warum die Wunde der Ablehnung an der Wurzel aller gravierenden Krankheiten liegt, seien sie körperlich oder psychisch. Der Schmerz, der mit der Ablehnung einhergeht, treibt die Betroffenen dazu, sich selbst und den gleichgeschlechtlichen Elternteil zu hassen. Sie nehmen es diesem Elternteil äußerst übel, dass dieser kein Vorbild war, das ihnen hätte helfen können, in der Gesellschaft zu existieren, zu leben. Ich erinnere daran: Um jemanden zu hassen, muss man zuerst sehr viel Liebe für ihn empfinden.

Hass kann durchaus eine schwere oder sogar tödliche Krankheit hervorrufen und Menschen dazu treiben, sich selbst zu verstümmeln. Dieses Gefühl entsteht aus einem erheblichen Unvermögen heraus, echte Liebe zu empfinden. Daraus können wir den Schluss ziehen: Je mehr Hass jemand empfindet, umso stärker ist der mit der Wunde der Ablehnung einhergehende Schmerz. Darauf gehe ich in meinem vorhergehenden Buch näher ein: *Le cancer – un livre qui donne de l'espoir (Krebs – ein Buch, das Hoffnung gibt).*

Ernährung und Gewicht

Im Bereich der Ernährung beeinflusst die Wunde der Ablehnung Betroffene dahingehend, dass sie nicht zunehmen. Im Allgemeinen neigen die meisten Menschen mit emotionalen Problemen dazu, mehr zu essen. Der *Flüchtende* ist eine Ausnahme. Er versagt sich das Essen, wenn er großen Hass auf sich selbst empfindet, und meint, er verdiene keine Nahrung.

Da er Schwierigkeiten hat, zu spüren, dass er Hunger hat, isst er oft wenig. Sollte er es doch einmal mit dem Essen übertreiben, dann vor allem mit Süßigkeiten. Diese haben auf ihn dieselbe Wirkung wie Alkohol, das heißt, sie helfen ihm bei der Flucht in eine Traumwelt. Wenn der *Flüchtende* sich Exzesse erlaubt, kann er aber dennoch nicht zunehmen. Mit seinem psychischen Wunsch zu verschwinden ist er außerstande, sich einen Körper zu schaffen, der zu auffallend ist. Wenn er zu viel isst und außer der Wunde der Ablehnung noch die Wunde der Ungerechtigkeit hat, sorgt er dafür, dass er sich übergibt, um die Nahrung wieder von sich zu geben und nicht dick zu werden.

Ist die Wunde der Ungerechtigkeit aktiv, fühlen sich die *Starren* schuldig, denn ihr Ego sagt ihnen unablässig, dass sie einen schönen Körper haben müssen, um geliebt zu werden. Die Wunde der Ungerechtigkeit ist es, die Menschen dazu veranlasst, eine Diät zu machen. Wir haben gesehen, dass sie uns dazu treibt, uns am stärksten zu kontrollieren, und zwar in allen Bereichen. Wenn beide Wunden bei einer Person sehr ausgeprägt sind, kann sie unter Anorexie leiden und bringt sich aus mehreren Gründen absichtlich dazu, sich zu übergeben.

Wenn die Wunde der Ungerechtigkeit eine Person in ihrer Ernährung beeinflusst, nimmt diese vor allem deswegen zu, weil sie sich schuldig fühlt. Wenn sie es nämlich nicht mehr schafft, sich zu kontrollieren, hat sie deswegen unweigerlich Schuldgefühle. Übereinstimmend mit ihrem Wunsch, einen schönen Körper zu haben, und ihrer Annahme, das Übergewicht sei dann weniger sichtbar, verteilt es sich gleichmäßig. Auf dieses Gewichtsphänomen gehe ich ausführlich ein in meinem Buch *Höre auf deinen Körper und vergiss dein Gewicht.*[3]

Die Aktivierung der Wunden

Ich erinnere daran, dass alle Wunden auf drei Arten aktiviert werden können. Wenn du das Lebensdreieck heranziehst, das im ersten Kapitel erklärt wurde, siehst du, dass du dich selbst ebenso sehr ablehnst, wie du andere ablehnst und dich von ihnen abgelehnt fühlst. So verhält es sich mit allen Wunden.

---

3   Windpferd, 2014.

Sehr wahrscheinlich spürst du beim Lesen dieser Zeilen einen gewissen Widerstand. Bei unseren Seminaren bin ich häufig Zeugin solcher Reaktionen und höre Bemerkungen wie diese:

ICH LEHNE MICH AB: Was mich betrifft, lehne ich mich selbst sehr viel mehr ab, als ich andere ablehne. Ich trete so sehr in den Hintergrund, dass andere sich nur selten von mir abgelehnt fühlen könnten. Ich habe auch nicht so sehr das Gefühl, dass andere mich ablehnen, im Gegenteil: Mein Eindruck ist, dass sie alles tun, um mir ihre Liebe zu zeigen, und das ich von meiner Seite aus Schwierigkeiten habe, es anzunehmen.

DIE ANDEREN LEHNEN MICH AB: Ich habe viel mehr Ablehnung von anderen erfahren. Das fing schon sehr früh an, mit meiner Mutter, die nie Hemmungen hatte, mir zu zeigen, dass sie mich nicht liebte. Ich war nie bösartig, wie sie. Im Gegenteil, ich tue alles, um anderen zu zeigen, wie sehr ich sie liebe. Es stimmt, dass ich mich gelegentlich ablehne, aber nie so wie meine Mutter und einige andere Frauen in meinem Leben.

ICH LEHNE DIE ANDEREN AB: Für mich steht fest, dass ich andere viel mehr ablehne als mich selbst. Die anderen sind aber nicht so zu mir. Man könnte meinen, je mehr sie mich in Beschlag nehmen wollen, umso antisozialer werde ich. Es ist stärker als ich, Ich denke zuerst an mich selbst und es ist mir schnurz, ob das andere verletzt. Ich habe immer gedacht, das sei Selbstliebe, aber mir wird klar, dass ich Schwierigkeiten in meinen Beziehungen habe. Ich gelte als egozentrisch.

Es ist normal und menschlich, unter dem Einfluss des Ego solche Überzeugungen zu haben. Je bewusster wir die Dinge wahrnehmen, umso mehr stellen wir fest, wie viel Macht es über uns hat. Wenn du dich in einem dieser Beispiele wiedererkennst, ist es wichtig zu akzeptieren, dass eine Wunde stets auf drei Arten und im gleichen Ausmaß erfahren wird. Indem du diese Tatsache akzeptierst, selbst wenn du dem nicht zustimmst, erhöhst du damit deine Chancen, es schneller zu merken, wenn eine Wunde aktiviert ist.

Die Wunde der Ablehnung und der Ungerechtigkeit sind aktiviert – Beispiele

Betrachten wir nun einige Beispiele für die Wunde der Ablehnung und der Ungerechtigkeit, und sehen wir dabei auch das reaktive Verhalten der Person, die eine Maske trägt. Ich möchte betonen, dass diese beiden Wunden durch jeden, wer auch immer es sei, aktiviert werden kann. Wenn deine Wunde der Ablehnung betroffen ist, dann verurteilst du dich selbst, hältst dich für unfähig, meinst, du seist zu nichts nutze. Du bist von großer Angst erfüllt, die dich aufzehrt. Wenn du dich selbst oder eine Person gleichen Geschlechts voller Zorn beschuldigst, dann ist deine Wunde der Ungerechtigkeit betroffen. Im Folgenden wirst du sehen, wie du mit derselben Situation anders umgehen kannst, indem du die Wunde zwar spürst, aber nicht zulässt, dass sie aktiv wird. Das ist Balsam für sie.

Ich möchte darauf hinweisen, dass die Maske des *Starren* sich bei einer Aktivierung der Wunde der Ungerechtigkeit auf zwei unterschiedliche Arten äußern kann: entweder als konformes, angepasstes Verhalten oder als Rebellion. Du bist konform, wenn dein Körper sich anspannt, deine Augen kalt werden und den anderen hart fixieren. Du sagst nichts, doch es ist deutlich spürbar, dass du etwas als ungerecht empfindest und deinen Zorn verdrängst. Alles spielt sich in deinem Inneren ab. Man kann diese Attitüde als Übergang zwischen der Maske des *Flüchtenden* (Ablehnung) und der Maske des *Starren* (Ungerechtigkeit) betrachten.

Manche bleiben ihr ganzes Leben lang konforme *Starre*. Die rebellischen *Starren* wiederum verteidigen sich, schreien und bringen ihren Zorn offen zum Ausdruck. Sie können ihrem gleichgeschlechtlichen Elternteil zudem auch leicht die Stirn bieten, ebenso wie jedem anderen, der den Schmerz, der ursprünglich mit diesem Elternteil erfahren wurde, wiedererweckt.

Wenn ich in den folgenden Beispielen den Namen *Canta* erwähne, dann ersetze ihn, wie bereits erwähnt, durch den, mit dem du dein eigenes Ego ansprichst. Dieses kann sich auf zweierlei Art und Weise ausdrücken: Entweder hörst du es wie ein Gespräch in deinem Inneren oder es äußert sich durch deine Worte.

Canta hat die Kontrolle übernommen, sobald wir reagieren und jemanden laut kritisieren. Wie oft hören wir diese oder ähnliche Äußerungen: *Tut mir leid, das wollte ich nicht sagen, es war stärker als ich.* Wenn wir zulassen, dass unser Ego uns in Besitz nimmt, kann es sogar unseren Körper benutzen, um sich zu äußern, zum Beispiel durch physische Gewalt.

Angenommen, du bist in einer Gruppe und jemand fragt dich plötzlich nach deiner Meinung. Du fühlst dich unwohl, bist nicht bereit, magst nicht im Mittelpunkt stehen und vor allem glaubst du, dass das, was du zu sagen hast, wahrscheinlich nicht interessant für die anderen ist oder sogar als falsch angesehen werden könnte. Du antwortest vage und versuchst dabei, die Aufmerksamkeit auf jemand anderen umzulenken, oder du findest einen Grund, aufzustehen, Wasser zu holen oder auf die Toilette zu gehen.

In Wirklichkeit wärst du in dieser Situation nicht mehr selbst derjenige, der entscheidet, sondern dein Ego. Es würde dir folgende Reaktion aufdiktieren: *Sag nichts. Du weißt, dass du zu unfähig bist und dass das, was du sagen könntest, nicht interessant oder vielleicht falsch ist. So hast du nicht das Gefühl, lächerlich und unzulänglich zu sein. Wenn du nichts sagst, ist das weniger leidvoll für dich. Du weißt sehr gut, dass du in jüngeren Jahren viel gelitten hast, weil du lächerlich gemacht oder ignoriert wurdest.* Wenn du glaubst, was dein Ego dir sagt, dann hast du deine Maske des *Flüchtenden* aufgesetzt und auf reaktives Verhalten zurückgegriffen.

Dieselbe Situation hätte auch anders ablaufen können: Du hättest zwar an der Wunde der Ablehnung gelitten, dabei aber gleichzeitig zentriert bleiben und einfach nur beobachten können. Sobald du gehört hättest, wie die kleine Stimme *Cantas* dir weismachen wollte, du seist unfähig, sodass deine Wunde aktiviert worden wäre, hättest du ein- oder zweimal tief durchgeatmet, etwas Wasser getrunken (falls möglich) und anschließend so zu ihm gesprochen: *Ich weiß, Canta, dass du mir helfen willst, und es ist durchaus möglich, dass meine Meinung nicht auf Akzeptanz stößt. Ich weiß, du willst mich dadurch, dass du mir ein solches Verhalten diktierst, vor Leid schützen. Doch du sollst eins wissen: Ich will eines Tages wirklich in der Lage sein, mich genug zu lieben, um meinen Platz noch mehr einzunehmen. Ich will auch die Erfahrung machen, mich auch dann wohl in meiner Haut zu fühlen, wenn die anderen mir nicht zustimmen oder ich herumdruckse oder mich irre. Ich will vor allem erkennen, dass selbst die Tatsache, dass ich nicht weiß, was ich antworten soll, nicht bedeutet, dass ich eine Niete bin, sondern es heißt einfach nur, dass ich in dem betreffenden Moment unschlüssig bin. Ich spüre, dass du mir auf diese Weise in bester Absicht helfen willst, doch in Wirklichkeit hilft mir das nicht mehr. Ich bin jetzt stärker und spüre, dass ich die Konsequenzen, die sich ergeben, wenn ich meinen Platz einnehme, tragen kann. Danke, dass du mir helfen willst, aber du kannst dich jetzt ausruhen und es dabei belassen, mich dabei zu beobachten, wie ich wage, meinen Platz einzunehmen.*

So gelangst du wieder in deine Mitte, wirst zum Beobachter und siehst, wie die Wunde der Ablehnung aktiviert wird. Auf diese Weise verblassen der Schmerz und das Leid, die mit der Wunde einhergehen, und verschwinden. Du tappst nicht in die Falle der Maske und all ihrer Formen des Fluchtverhaltens. So fällt es dir leichter, bei dieser oder bei der nächsten Gelegenheit deinen Platz einzunehmen.

Hast du schon einmal daran gedacht, dass sich sehr wahrscheinlich manche in einer solchen Situation von dir abgelehnt fühlen und glauben, sie seien dir nicht wichtig genug, als dass du sie einer Antwort würdigst und dich am Gespräch beteiligst? Ihre Reaktion darauf könnte darin bestehen, nicht mehr mit dir reden oder dich nicht mehr ansehen zu wollen. Dann fühlst du dich wiederum von ihnen abgelehnt. Hier haben wir ein gutes Beispiel dafür, wie sich das Lebensdreieck herausbildet. In eben dieser Situation hast du dich selbst abgelehnt, die anderen und du hast dich von ihnen abgelehnt gefühlt.

Canta wird dann die Gelegenheit wahrnehmen und hinzufügen: *Da siehst du, dass ich Recht hatte mit meinem Rat, nichts zu sagen. Sie verhalten sich so, als seist du gar nicht da, sie sagen sich bestimmt, dass du zu unfähig bist, um dich an diesem Gespräch zu beteiligen. Es ist also besser, nicht ihre Aufmerksamkeit zu wecken, so ist es leichter für dich. Du könntest sogar eine Entschuldigung finden, um zu gehen, in ihrem Leben macht das ohnehin keinen Unterschied aus.* Es liegt allein bei dir, ob du solchen Äußerungen Glauben schenkst oder so zu *Canta* sprichst, wie oben beschrieben.

Nehmen wir nun ein Beispiel für Ungerechtigkeit. Angenommen, du bist weiblichen Geschlechts, deine Mutter lebt allein, ist seit mehreren Jahren geschieden und hat das nie akzeptiert. Sie verhält sich oft wie ein Opfer, um von dir Aufmerksamkeit zu erhalten, zum Beispiel, indem sie krank wird oder sich unablässig Probleme schafft. Sie klagt über alles: körperliche Probleme, das Wetter, die Nachbarin, ihren Ex, der sie betrogen hat, ihre Kinder, die sie nicht oft genug besuchen, etc.

Du bist die einzige Tochter und deine beiden Brüder haben immer eine Ausrede, um sie nicht besuchen zu müssen. Da sie dir leidtut und du eine gute Tochter sein willst, machst du es dir zur Pflicht, sie oft anzurufen und ihr mindestens einmal in der Woche einen Besuch abzustatten. Wenn sie mit ihren Klagen beginnt, kannst du nicht anders: Du willst ihr helfen, indem du Lösungen parat hältst. Leider hört sie nicht auf dich und du reagierst ungeduldig. Du findest, dass sie sehr ungerecht ist und die Mühe, die du dir machst, nicht würdigt. Manchmal wirst du sogar unwirsch und schließlich findest du einen Grund, so schnell wie möglich zu gehen. Diese Besuche sind für dich zu regelrechten Frondiensten geworden und jedes Mal, wenn du ihr Haus verlässt, bist du emotional aufgewühlt.

Gemäß diesem Beispiel hätte *Canta* dein gesamtes Verhalten kontrolliert. Wenn du Angst hättest, deiner Mutter gegenüber ungerecht zu sein, dann würde es so zu dir sprechen: *Du musst deine Mutter besuchen. Schließlich bist du die einzige Tochter. Du bist böse, wenn du die Geduld mit ihr verlierst. Du musst dir ins Gedächtnis rufen, dass du selbst nicht so behandelt werden willst. Du bist unsensibel, wenn du kein Mitleid mit ihr und ihrem Leid empfindest.*

Wärest du der Ansicht, deine Mutter sei dir gegenüber ungerecht, dann würde *Canta* in etwa das sagen: *Wie ungerecht sie ist! Sieht sie denn nicht, dass du dir die Zeit nimmst, sie anzurufen und zu besuchen? Außerdem hat sie noch nicht mal gefragt, wie es dir geht! Sie spricht nur über sich selbst. Mit den Jahren wird sie eben immer egoistischer. Sie hört noch nicht einmal zu, was du sagst, sondern unterbricht dich ständig. Wenn sie wenigstens auf einige deiner Ratschläge hören würde, dann wäre ihr Leben so viel angenehmer.*

Erkennst du, wie weit deine Mutter in dieser Situation ebenfalls unter deiner Ungerechtigkeit ihr gegenüber leiden könnte? Genauso wie du unter ihrer – und zwar im selben Ausmaß, wie du dich selbst ungerecht behandeln würdest, weil du es für deine Pflicht hältst, deine Mutter glücklich zu machen.

Da die Wunde der Ablehnung in dieser Situation gleichzeitig mit der Wunde der Ungerechtigkeit aktiviert wird, könnte *Canta* sich nach einem der Telefonanrufe oder Besuche so äußern: *Du bist solch eine Versagerin als Tochter, du bist noch nicht mal imstande, nett zu sein. Warum kannst du nicht einfach den Mund halten und sie klagen lassen? Du weißt, wenn du sie nicht mehr besuchst oder dich nicht mehr um sie kümmerst, wirst du es dein ganzes Leben lang bereuen. Sie wird dich dann nicht mehr lieben und dich vielleicht nie mehr wiedersehen wollen. Denk daran, wie sehr du darunter gelitten hast, als sie drei Monate lang beleidigt war und nicht mehr mit dir sprechen wollte.*

Bestimmt würde sich auch deine Mutter durch dein Verhalten sehr stark abgelehnt fühlen, besonders wenn du eine Ausrede erfinden würdest, um schnell wieder von ihr wegzukommen. Und du würdest dich deinerseits abgelehnt fühlen, wenn sie noch nicht einmal fragte, wie es dir geht, weil sie zu sehr mit ihren eigenen Problemen beschäftigt ist und nur darüber reden will.

Diese Beispiele verdeutlichen, wie wichtig es ist, mit *Canta* zu sprechen. Du wirst lernen, seine Äußerungen zu erkennen, und merken, dass es seine kleine Stimme war, die du gehört hast. Du hast geglaubt, dein Verhalten würde dir, deinem Wesen entspringen, obwohl das gar nicht der Fall war.

Damit sich etwas ändert, kannst du so mit ihm sprechen: *Schon wieder du, Canta. Du lässt nicht von mir ab, nicht wahr? Ich weiß, du sprichst in bester Absicht so mit mir und möchtest mich dazu bringen, das zu glauben, was auch du glaubst. Ich weiß, du bist davon überzeugt, dass du mir hilfst, doch damit hilfst du mir nicht so, wie du denkst. Ich erinnere dich daran, dass ich es schaffen will, mir manchmal zuzugestehen, ungeduldig zu sein und nicht immer Lust zu haben, meine Mutter zu besuchen. Du fürchtest, dass ich leiden muss, ich weiß, doch jetzt will ich mein Leben in die Hand nehmen und lernen, die*

Konsequenzen zu tragen – zum Beispiel dann, wenn meine Mutter mich nicht mehr sehen will. Ich will mich nicht mehr kontrollieren und anschließend schlecht fühlen. Ich schlage daher vor, dass du dich jetzt für den Moment ausruhst. Mach dir klar, dass ich jetzt die Steuerung meines Lebens selbst übernehmen und die Konsequenzen tragen kann.

Dadurch, dass wir die Erfahrung machen, vom Ego beeinflusst zu werden und uns anschließend wieder zu zentrieren, fällt es uns nach und nach immer leichter, unserem Herzen zu folgen. Wir lernen, Situationen zu durchleben, indem wir sie beobachten. Nach einigen Augenblicken der Reaktion auf den Schmerz, den die Wunde verursacht, können wir einmal durchatmen und sagen: *Ich merke, dass diese Situation oder diese Person gerade an meine Wunde der Ablehnung und/oder der Ungerechtigkeit gerührt hat. Ich erlaube mir, menschlich zu sein und noch Wunden zu haben, die geheilt werden müssen. Momentan fühle ich mich abgelehnt und empfinde etwas als ungerecht. Eines Tages werde ich so weit sein, dass solche Situationen mir immer weniger wehtun.*

Mithilfe dieser neuen Methode, deine Wunden zu heilen, beobachtest du das, was du gerade erlebst, und stellst fest, dass es weder gut noch schlecht ist. Es ist einfach nur menschlich. Statt dich zu verurteilen, zu kritisieren und über andere zu richten, gestehst du dir zu, dass du wie alle Menschen Wunden hast.

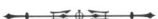

Bevor wir zum nächsten Kapitel kommen, möchte ich dir vorschlagen, dass du es ein paar Tage lang jedes Mal aufschreibst, wenn deine Wunden der Ablehnung und der Ungerechtigkeit aktiviert werden und dich dazu bringen, deine Masken des *Flüchtenden* und des *Starren* zu tragen. Das hilft dir, bewusster wahrzunehmen, was dein Ego dir sagt. Notiere auch, was du beschließt, ihm zu antworten. Mit regelmäßiger Übung entwickelst du den automatischen Reflex, mit *Canta* zu sprechen. Nimm dir vor allem Zeit, um wirklich wahrzunehmen bzw. zu unterscheiden, wie du dich vor und nach dem Gespräch mit *Canta* – und nachdem du ihm gedankt hast – fühlst. So kannst du wirklich spüren, wie froh es dich macht, dass du es geschafft hast, dich wieder zu zentrieren.

>–⚬–⚬–<

Nachdem ich das Kapitel gelesen habe, beschließe ich, Folgendes in meinem Leben anzuwenden:

_____

_____

_____

_____

_____

_____

_____

_____

_____

_____

_____

_____

_____

_____

_____

Kapitel 6

Die Wunden des Verlassenwerdens und des Vertrauensbruchs

Ebenso wie die zuvor beschriebenen Wunden sind die Wunden des Verlassenwerdens und des Vertrauensbruchs eng miteinander verbunden. Beide wurden schon im frühen Kindesalter vom gegengeschlechtlichen Elternteil oder der Person, die an die Stelle dieses Elternteils getreten war, aktiviert. Die Wunde des Verlassenwerdens wird im Alter zwischen drei und fünf Jahren geweckt und die Wunde des Vertrauensbruchs zwischen vier und sechs Jahren. Ich empfehle dir, vor dem Weiterlesen die beiden Kapitel über diese beiden Wunden im ersten Buch zu diesem Thema noch einmal zu lesen, falls du es noch nicht getan hast.

Im vorhergehenden Kapitel habe ich erwähnt, dass die Wunde der Ablehnung am leidvollsten ist und zerstörerischer wirkt als die anderen vier Wunden. An zweiter Stelle steht die Wunde des Verlassenwerdens. Warum? Weil sie passiv durchlebt wird, im eigenen Inneren. Sie ist insbesondere durch eine große Traurigkeit geprägt, die den tiefsten Wesenskern erfasst. Wie oft hat schon jemand zu mir gesagt: *Manchmal bin ich so traurig und weiß überhaupt nicht, warum. Anscheinend habe ich doch alles, um glücklich zu sein: eine gute Beziehung, eine Karriere, gut geratene Kinder usw. Warum kommt diese Traurigkeit so plötzlich über mich? Ich fühle sie im ganzen Körper.*

Wenn du diesen Zustand der Traurigkeit in dir spürst, zeigt dir das an, dass deine Wunde des Verlassenwerdens präsenter ist als du glaubst. Möglicherweise willst du das nicht wahrhaben, um nicht zu leiden. Du unternimmst alles nur Erdenkliche, das dir vorgaukelt, alles sei in Ordnung. Ein aktives Sozialleben ist ein Beispiel dafür. Doch wenn die Traurigkeit nicht mehr verdrängt werden kann, drängt sie in bestimmten Momenten wieder an die Oberfläche. Wenn du merkst, dass sie regelmäßig wiederkehrt, dann ist es höchste Zeit für dich zu lernen, mit deiner Wunde des Verlassenwerdens umzugehen, und zwar, indem du sie annimmst und aktiv wirst, um sie allmählich zu verringern. Du brauchst nicht zu resignieren in der Annahme, du müsstest den Rest deines Lebens so verbringen.

Die Hauptschwierigkeit für Menschen, die unter der Wunde des Verlassenwerdens leiden, ist die, dass ihr Ego ihnen weismacht, sie würden nie genug Aufmerksamkeit und emotionale Nahrung erhalten. Egal welche Mittel sie einsetzen, um sich beides zu verschaffen, sie sind überzeugt, sie könnten und müssten noch mehr davon haben. Sie empfinden so wenig Liebe für sich selbst, dass sie unaufhörlich nach Liebesbeweisen anderer suchen. Das erklärt auch, dass jemand, der von der Wunde des Verlassenwerdens beeinflusst wird, beim Essen große Mengen verzehren kann, ohne zu merken, dass sein Körper keine Nahrung mehr braucht. In diesem Fall nimmt die betreffende Person nicht zu, denn ihr psychisches Gefühl des Mangels und ihre innere Einstellung sagen: *Mir fehlt etwas. Ich erhalte nicht genug Liebesbeweise.*

Ich habe es bereits erwähnt: Ist die Wunde des Verlassenwerdens aktiviert, dann ist die Reaktion im Allgemeinen passiv. Im Fall des Vertrauensbruchs ist sie dagegen viel expressiver, stärker. Nehmen wir das Beispiel eines kleinen Mädchens, das sich von seinem Vater verlassen fühlt, weil er kaum da ist. Entweder verbringt er mehr Zeit mit seinem Sohn oder seiner Frau oder bei der Arbeit. Sie fühlt sich allein, will ihren Vater herzen und seine Aufmerksamkeit haben. Offenbar kann sie nie genug bekommen, wenn er sich ihr zuwendet und sie seinen *kleinen Liebling* nennt.

Sie ist viel mehr in Kontakt mit dem, was ihr fehlt, als mit dem, was sie erhält. Oft setzt sie sehr subtile Mittel ein, um ihr Bedürfnis nach Aufmerksamkeit und Unterstützung zu befriedigen. Wenn ihr Vater ihr überhaupt keine Zuwendung oder Aufmerksamkeit schenkt, wird ihre Wunde noch schmerzhafter.

Fühlt sie sich verlassen, dann weint sie in ihrem Zimmer und fühlt sich wirklich nicht geliebt. Selbst wenn sie herausfindet, wie sie die Aufmerksamkeit anderer erhalten kann, empfindet sie trotz allem eine tiefe Traurigkeit, da es nicht ihr Vater ist, der ihr Bedürfnis nach Aufmerksamkeit stillt. Wenn sie Probleme mit ihrer Mutter hat, will sie, dass der Vater für sie Partei ergreift. Tut er es nicht, fühlt sie sich nicht nur von ihrer Mutter abgelehnt, sondern auch von ihrem Vater verlassen.

Sie kann auch Krankheit als Mittel einsetzen, um zum Ziel zu gelangen. Doch selbst in diesem Fall ist es sehr wahrscheinlich, dass ihr Vater Ausreden findet, um sich nicht damit befassen zu müssen. Er wird beispielsweise sagen, Mütter wüssten besser, wie man sich um ein krankes Kind kümmert, oder er könne nicht ins Krankenhaus kommen, weil er sich dort unwohl fühle. So kann es kommen, dass sie sich immer gravierendere Krankheiten kreiert. Das arme kleine Mädchen weiß nicht, dass es nötig ist, sich um die Heilung ihrer Wunde zu kümmern und dass dies der einzige Grund ist, warum sie solche Verhaltensweisen ihres Vaters auf sich zieht.

Was diese Wunde noch mehr aktiviert, ist der Umstand, dass das Kind einen erheblichen Ödipuskomplex entwickelt. Dieses kleine Mädchen erhebt seinen Vater auf ein Podest, selbst wenn es ihr nicht gelingt, von ihm alle Aufmerksamkeit zu erhalten, die sie braucht. Sie erkennt nicht, dass es ihr eigener Mangel an Liebe ist, der sie dazu treibt, Liebe so sehr im Außen zu suchen.

Die Aktivierung der Wunde des Vertrauensbruchs setzt ein, wenn das Mädchen beginnt, in Gedanken oder Worten Zorn zu äußern: *Wie kann ein Vater, der behauptet, mich zu lieben, sich nur so verhalten? Warum nennt er mich seinen Schatz, obwohl er nie genug Zeit für mich hat? Ist ihm nicht klar, wie sehr ich ihn liebe? Ich wäre so froh, wenn er mir mehr Aufmerksamkeit schenken würde.*

Sie versteht nicht, dass er ihr nicht mehr Aufmerksamkeit widmet, obwohl sie doch alles tut, um nett und liebenswert zu sein. Besonders die Diskrepanz zwischen dem, was er sagt, und dem, was er tut und was sie ihrer Meinung nach von ihm erhalten müsste, ist ihr unverständlich. Sie fühlt sich verraten. Von dem Moment an, da ihre nicht erfüllten Erwartungen sie immer zorniger machen, legt sie ein zunehmend reaktives Verhalten an den Tag.

Wenn das kleine Mädchen überhaupt keine Zuneigung oder Aufmerksamkeit erhält, ist die Wahrscheinlichkeit hoch, dass ihre Auflehnung schneller an die Oberfläche dringt. Sie versteht nicht, warum ein Vater, der sein Kind doch lieben sollte, dies niemals zeigt.

Der Kontrollierende bringt seinen Zorn auf zwei Arten zum Ausdruck: entweder indem er versucht, den anderen ziemlich hinterlistig zu manipulieren, oder auf offenkundigere, aggressivere Art. Manche setzen beides abwechselnd ein, andere greifen vorwiegend auf eine der beiden Verhaltensweisen zurück.

Im oben aufgeführten Beispiel kann das Mädchen hintenherum manipulieren: den Vater anlügen, ihm Versprechungen machen, die sie nicht einhalten kann, ihm nach dem Mund reden und dann doch nach ihrem eigenen Kopf handeln. Sie kann aggressiv werden, Krisen inszenieren, ihren Vater zu einer Reaktion provozieren, ihm den Gehorsam verweigern, arrogant sein, ihn beschuldigen, egoistisch und unsensibel zu sein, ihn meiden etc. Ihre Wunde des Vertrauensbruchs tritt auf diese Weise immer deutlicher zutage.

Der Kontrollierende setzt entweder hinterlistige oder aggressive Manipulation ein, um seine Ziele zu erreichen.

Als Erwachsene hat eine Frau mit einem solchen Hintergrund Schwierigkeiten, ihrem Partner zu vertrauen. Dieser versteht nicht, dass seine Lebensgefährtin manchmal sehr liebevoll und abhängig von ihm sein kann, um dann ganz plötzlich umzuschwenken bis hin zur Bösartigkeit.

Die Wunde des Vertrauensbruchs verleitet dazu, zahlreiche Mittel und Wege zu entwickeln, um Kontrolle über andere zu erlangen, indem man die Maske des Kontrollierenden anlegt. Warum? Aus Angst, verlassen zu werden. Diese Angst ist im Allgemeinen unbewusst, weshalb der Kontrollierende sich für sehr unabhängig hält und nie zugeben würde, dass er darunter leidet. Diese kontrollierenden Verhaltensweisen helfen, den Schmerz der Wunde des Verlassenwerdens nicht zu spüren.

Die betroffene Person weiß nicht, dass sie ihr Leid verdoppelt. Sie fürchtet nicht nur, verlassen zu werden, sondern hat auch die Angst entwickelt, verraten zu werden.

Im ersten Kapitel war bereits die Rede davon, dass die Maske des Kontrollierenden bei Frauen in der Kraft und im Umfang des Beckens und beim Mann in der Kraft und im Umfang der Schultern erkennbar ist. Warum zeigt sie sich bei Mann und Frau jeweils unterschiedlich? Weil das Becken der Frau den Teil des Körpers repräsentiert, der das Kind trägt und schützt. Beim Mann wiederum übernehmen breite Schultern und Muskeln die Schutzfunktion. Der Körper von *Kontrollierenden* scheint

Personen des anderen Geschlechts sagen zu wollen: *Siehst du, dass ich stark bin, dass ich schützen kann? Mit mir brauchst du dich um nichts zu sorgen, ich kümmere mich um dich.* Doch selbst wenn sie das unter Beweis stellen wollen, wird ihre Kraft nicht als Schutz wahrgenommen, sondern als Kontrolle und mangelndes Vertrauen.

Was die Ernährung betrifft, so nehmen Personen, die von der Wunde des Vertrauensbruchs beeinflusst werden, an Gewicht zu, weil sie wegen ihrer Schuldgefühle zu viel essen. Diese Schuldgefühle werden ausgelöst durch die Befürchtung, nicht angemessen für den anderen Sorge zu tragen, oder durch den Wunsch, weniger für ihn zu sorgen. Beides wäre für sie ein Zeichen von Schwäche. Als Folge daraus haben sie wiederum Schuldgefühle, weil sie nicht auf ihre Nahrungsbedürfnisse achten. Ihr Übergewicht zeigt sich bei Frauen vor allem an Bauch, Hüften oder Oberschenkeln und beim Mann am Oberkörper. Will der kontrollierende Mann auch „bemuttern", dann nimmt er am Bauch zu.

Im Vorhergehenden habe ich erwähnt, das zuerst die Angst vor dem Verlassenwerden empfunden wird und sich dann allmählich die Wunde des Vertrauensbruchs bemerkbar macht. Diejenigen, die entsprechend ihrem Lebensplan eine ausgeprägtere Wunde des Verlassenwerdens zu bewältigen haben, entwickeln jedoch mehrheitlich Verhaltensweisen, die mit dieser Wunde verknüpft sind. Ihre Wunde des Vertrauensbruchs existiert zwar, ist aber weniger präsent und augenfällig. Sie leben sie auf subtilere Weise. So kann es ihnen beispielsweise sehr schwer fallen, eine dauerhafte Liebesbeziehung zu führen. Sie beschuldigen schnell ihren Partner, alles nur Erdenkliche falsch gemacht zu haben, während sie ihrerseits nicht vertrauen.

Manche vermitteln durch ihre Äußerungen den Eindruck, sie seien glücklicher allein: *Bei einer Scheidungsrate von 50 Prozent habe ich beschlossen, dass es mir reicht. Ich will nieman-*

den mehr kennenlernen. Es ist heutzutage zu kompliziert, eine gute Beziehung zu führen. Ich brauche niemanden mehr. Ich bin stark genug, um meine Bedürfnisse allein zu erfüllen.

Jedes Mal, wenn wir einen Menschen des anderen Geschlechts anklagen, ist die Wunde des Vertrauensbruchs im Spiel. Unter dem Einfluss der Wunde des Verlassenwerdens verurteilen wir uns selbst, beweinen unser Schicksal und machen alles innerlich mit uns selbst ab. Wir finden Entschuldigungen für den anderen und suchen andere Mittel, um die Aufmerksamkeit zu erhalten, die wir haben wollen. So erklärt sich, warum Frauen und Männer viel häufiger, als wir glauben gewaltsame Beziehungen hinnehmen.

Oft habe ich von Frauen Äußerungen wie diese gehört: *Ich gebe zu, mein Mann schlägt mich, aber das passiert nur, wenn er zu viel getrunken hat und sich nicht mehr unter Kontrolle hat. Er hat viel zu leiden und ich weiß, dass er mich liebt. Außerdem ist er am Tag nach seinen gewaltsamen Momenten sehr nett und bereut es aufrichtig.*

Männer, die geschlagen werden, wollen das normalerweise nicht zugeben. Es ist sehr schwierig, genaue Statistiken zu erhalten. Menschen, denen ihre Wunde des Verlassenwerdens nicht bewusst ist, können nicht verstehen, warum jemand jahrelang eine solche Situation erduldet. Man muss es auch gar nicht erst zu verstehen versuchen, dadurch wird nichts ins Reine gebracht. Besser ist es, Mitgefühl für alle leidenden Menschen zu empfinden. Das wird dir helfen, deine eigene Wunde des Verlassenwerdens zu heilen, selbst wenn du dir noch nicht eingestehen kannst, dass du diese Wunde überhaupt hast.

Zu glauben, *gefällig sein* bedeute *lieben,* ist ein weiteres gutes Indiz für diese beiden Wunden. Darum haben *Kontrollierende* und *Abhängige* viele Erwartungen. Die *abhängige* Person ist überzeugt, es sei ein großer Liebesbeweis, wenn ihr Partner ihr immer auf Kosten seiner eigenen Bedürfnisse gefällig ist. Sie glaubt sogar, eifersüchtiges und besitzergreifendes Verhalten sei ein solcher Beweis. Um ihre Liebe zu beweisen, beugt sie sich ebenfalls den Forderungen ihres Partners und prüft dabei noch nicht einmal, was ihre eigenen Bedürfnisse sind. Im Gegenzug erwartet sie dasselbe vom anderen.

Der *Kontrollierende* wiederum hat dieselben verborgenen Erwartungen wie der *Abhängige*. Er ist jedoch entweder ein hinterlistiger Manipulator – indem er sich beispielsweise offen beklagt – oder er manipuliert aggressiv. Eine solche Person verlangt, dass der Partner stets gefällig ist, sonst macht sie eine Szene, schmollt, droht, feilscht oder verführt. Die Erwartungen dieses Charaktertyps sind sehr stark ausgeprägt. Er weiß nicht, dass sich hinter seinen Reaktionen eine große Angst vor dem Verlassenwerden verbirgt. Er findet es normal, dass man sich abplagt, um ihm zu gefallen, wohingegen er selbst immer gute Gründe findet, zuallererst an sich zu denken. Doch selbst wenn der *Kontrollierende* eine egoistische Veranlagung unter Beweis stellt, ist er der Erste, der jemanden, der es wagt, Nein zu seinen Forderungen zu sagen, als egoistisch beschuldigt.

Es ist dem *Kontrollierenden* unmöglich, seine Fehler einzugestehen, da er stets das letzte Wort haben will. Seine Entschuldigungen sind eher Anklagen, die gegen eine andere Person oder eine Situation außerhalb von ihm gerichtet sind. Es kommt auch schnell dazu, dass er lügt, um sein Unrecht nicht zugeben zu müssen.

Die Kontrolle:
Unterschiede zwischen dem Starren
und dem Kontrollierenden

Die Masken, die mit der Wunde des Vertrauensbruchs und der Ungerechtigkeit verknüpft sind, sind beide durch viel Kontrolle gekennzeichnet und ich werde oft gefragt, worin sich beide unterscheiden. Es sind die Motivation und die Ängste, die den Unterschied ausmachen.

Zur Verdeutlichung wollen wir das Beispiel eines Paares heranziehen, das einen Unfall hatte. Der Mann erzählt der Familie in Anwesenheit seiner Frau davon: *Ich bin ganz normal mit vernünftiger Geschwindigkeit gefahren, als plötzlich ein Wagen von rechts kommt. Meine Frau neben mir hat mich nicht rechtzeitig gewarnt, dass die Fahrerin mich anscheinend nicht gesehen hat. Also ist sie uns reingebrettert! Frauen sind einfach nicht fürs Autofahren geschaffen!* Das sagt er lachend und beschuldigt dabei seine Frau, ihn nicht gewarnt zu haben, und die andere Fahrerin, sie könne nicht fahren. Seine Frau ärgert sich und erwidert: *Mein Mann redet Unsinn. Die Frau kam aus einer Allee. Wie hätte ich denn wissen sollen, dass sie uns nicht gesehen hatte? Wenn ich fahre, dann blicke ich immer in alle Richtungen.* Sie verteidigt sich, rechtfertigt sich.

Wir stellen fest, dass die Situation bei beiden unterschiedliche Ängste hervorgerufen hat. Er fürchtet, man könne ihn für einen unfähigen Autofahrer halten, obwohl er selbst meint, er sei ein besserer Fahrer als die anderen. Von seiner Maske des *Kontrollierenden* beeinflusst, kann er seine Fehler nicht zugeben und muss also um jeden Preis Schuldige finden. Dagegen rechtfertigt sich die Ehefrau, indem sie erklärt, welche Reaktion sie von der Fahrerin erwartete. Sie steht dabei unter dem Einfluss der Maske des Starren. Einerseits verurteilt sie die Fahrerin, sie habe nicht nach allen Seiten gesehen, und andererseits verurteilt sie sich innerlich, ihren Mann nicht rechtzeitig gewarnt zu haben. Ich erinnere dich daran, dass Starre sich oft aufgrund von Schuldgefühlen rechtfertigen. Hätten sie keine Schuldgefühle, würden die anderen ihnen diese Schuldgefühle nicht widerspiegeln und sie nicht beschuldigen – doch das erkennen sie nicht.

Es ist auch möglich, dass die Frau die Reaktion ihres Mannes als Vertrauensbruch empfindet, ihrerseits eine kontrollierende Haltung annimmt und etwas in dieser Art antwortet: *Und du, warum beschuldigst du die anderen? Kannst du nicht zugeben, dass du gefahren bist und es also deine Aufgabe war, zu sehen, was um dich herum passiert? Du bist zu hochmütig, um Fehler zuzugeben, wie immer!* Es sind also zwei Kontrollierende am Werk, zwei Egos, die sich gegenüberstehen.

Leider tragen all diese Einstellungen dazu bei, unser Ego zu nähren, und sie steigern das mit den Wunden verbundene Leid.

Bedürfnisse äußern, statt zu kontrollieren

Es ist sehr wichtig, unsere Bedürfnisse zu äußern, statt zu erwarten, dass andere sie erkennen. Leider wissen die meisten Menschen nicht, wie sie das anstellen sollen. Der Abhängige und der Kontrollierende sind sich im Allgemeinen ihrer Bedürfnisse sehr bewusst und davon überzeugt, dass sie ihnen sehr gut Ausdruck verleihen, obwohl das in Wirklichkeit nicht der Fall ist.

Der Abhängige stellt seine Forderungen, indem er sich beklagt und hofft, der andere möge erraten, was er wirklich will. Dass der andere seine Bedürfnisse durch Telepathie versteht, beweist ihm, wie sehr er geliebt wird. Der Kontrollierende wiederum stellt seine Forderungen, indem er Befehle gibt. Er erwartet, dass der andere sofort versteht, was er will, und ihm gehorcht, um seine Liebe zu beweisen.

Nehmen wir das Beispiel eines Paares. Der Mann kommt abends zu unterschiedlichen Zeiten nach Hause. Sie will ihm erklären, dass es schwierig ist, das Abendessen vorzubereiten, wenn sie nicht weiß, wann er kommt.

Sie, abhängiger Charaktertyp (in klagendem Ton): *Ich halte das nicht mehr aus, ständig dieses kalte oder verkochte Essen! Es wäre mir wirklich lieb, wenn du mich anrufen würdest, um mir zu sagen, wann du nach Hause kommst. Du weißt, dass ich ungeduldig auf dich warte, weil ich lieber mit dir esse als allein.* Wie du feststellen kannst, klagt sie nur und spricht ausschließlich über sich. Sie äußert überhaupt keine klare, genaue Bitte. Darum kann es in einer solchen Situation auf beiden Seiten zu keiner Verpflichtung kommen.

Sie, kontrollierender Typ (mit lauter Stimme): *Wie oft habe ich dich schon gebeten, mich anzurufen, wenn du nicht zur üblichen Zeit zum Abendessen nach Hause kommst? Ich bitte dich jetzt zum letzten Mal. Ich warne dich, beim nächsten Mal wirst du dir dein Essen selbst kochen müssen. Ich kann nicht mehr!* Wie du feststellen kannst, ist das keine echte Bitte, sondern ein Befehl. Es besteht also kein Einverständnis zwischen den beiden.

Eine echte Bitte würde so lauten: *Ich merke, dass es wirklich schwierig für dich ist, mir Bescheid zu sagen, wenn du abends später kommst. Ich möchte aber das Essen mit Liebe zubereiten, besonders deine Lieblingsspeisen, und dabei wissen, dass du da sein und sie mit mir zusammen essen wirst. Wie fühlst du dich bei dem Gedanken, dass ich allein esse, wenn du nicht pünktlich gekommen bist, und dass du dann dein Essen aufwärmst und dein Geschirr wegräumst? Wenn du mir vorher Bescheid sagen würdest, müsste ich mich nicht mehr aufregen, wenn ich auf dich warte.* Die Frau muss sich auch Zeit nehmen, die Bedürfnisse des Mannes in Bezug auf diese Situation anzuhören. Anschließend können sie zu einer klaren, genauen Übereinkunft gelangen.

Wahrhaftig sein

Starre und *Kontrollierende* haben Schwierigkeiten zu verstehen, was AUFRICHTIG SEIN bedeutet. Gemäß der Definition, die wir bei der Lehre von *Écoute Ton Corps* verwenden, bedeutet es, dass Denken, Fühlen, Reden und Handeln in Übereinstimmung sind. Das verpflichtet uns nicht dazu, alles auszusprechen, was wir denken. Doch wenn wir gefragt werden, müssen wir entsprechend dem, was wir denken und fühlen, die Wahrheit sagen. Um uns selbst und anderen gegenüber aufrichtig zu sein, müssen wir im Einklang mit unseren Worten handeln. Besonders wichtig ist es, daran zu denken, dass es weder zu negativen Gefühlen noch Beschuldigungen kommt, wenn wir aufrichtig sind. Wir nennen einfach die Fakten oder handeln entsprechend dem, was wir sind. Wenn wir es wagen, einer Person gegenüber aufrichtig zu sein, obwohl ihr das missfallen könnte, nimmt sie es uns nicht übel, im Gegenteil: Sie wird uns wegen unseres Muts zur Aufrichtigkeit respektieren.

Wenn wir jedoch von der Wunde der Ungerechtigkeit und des Vertrauensbruchs beeinflusst werden, haben wir eine falsche Vorstellung von der Wahrheit. Wir glauben dann, alles auszusprechen, was wir denken, ohne dass der andere uns danach gefragt hat, hieße aufrichtig sein.

Ich erinnere mich, dass ich viele Male mit meinem ersten Mann so verfahren bin, wenn ich Dinge mit ihm klären wollte. Ich organisierte ein kleines Dinner bei Kerzenlicht, und sagte ihm – im Glauben, ich sei aufrichtig – alles, was in mir vorging. All meine Äußerungen dienten dem einzigen Zweck, ihn zu ändern, damit ich mich besser fühlte. Der *Kontrollierende* in mir hatte also die Oberhand gewonnen und ließ *Mouchette* reden. Ich war nicht aufrichtig, sondern äußerte lediglich meine Unzufriedenheit.

Der *Starre* verhält sich gegenüber einer Person gleichen Geschlechts so. Er hält sich für aufrichtig, wenn er mit diesem Menschen ein klärendes Gespräch führt, obwohl er ihn in Wirklichkeit als ungerecht verurteilt und ändern will.

In einer unzufriedenen Situation aufrichtig sein heißt, dass wir unsere Gedanken und Gefühle ausdrücken können und dabei gleichzeitig auch prüfen, wie der andere sich fühlt. Es heißt, Verantwortung für unsere Ängste und Wünsche zu übernehmen. Es heißt, bei den eigenen Äußerungen vor allem das Ziel zu haben, eine Lösung zu finden, die beiden Beteiligten gerecht wird.

Aktivierte Wunden des Verlassenwerdens und des Vertrauensbruchs – Beispiele

Folgende Beispiele verdeutlichen den Unterschied zwischen den Verhaltensweisen, die vom Ego beeinflusst werden – wenn also jemand eine Maske anlegt – und den Verhaltensweisen eines Menschen, der in seiner Mitte, also in seinem Herzen ist. Du wirst sehen, dass es möglich ist, in derselben Situation eine Wunde zu spüren, ohne dass sie aktiv wird, und das ist dann wie ein Balsam für sie.

Wenn ich erkläre, wie man mit dem Ego spricht, verwende ich, wie schon im vorhergehenden Kapitel, auch in diesem Kapitel die Namen *Canta* und *Mouchette*. Ersetze ihn am besten durch den Namen, den du deinem eigenen Ego gegeben hast.

Ich komme auf das in Kapitel drei zitierte Beispiel zurück, in dem es um meinen Sohn geht und das, was ich mit ihm erlebe. Meine Wunde des Vertrauensbruchs wurde bei jeder Investition in eines seiner Projekte aktiviert, das er fallenließ, bevor er es zum Erfolg führen konnte. Diese Wunde ist leicht zu erkennen, weil man einen derartigen Zorn empfindet, dass man ihn unmöglich ignorieren kann, und einen Menschen des anderen Geschlechts beschuldigt.

Da ich diese Situationen als zu leidvoll empfand, nahm ich mir jedes Mal vor, ihm nicht mehr so zu helfen. Ich sagte mir: *Selbst wenn er mich auf Knien anfleht, bleibe ich hart. Ich nehme es lieber in Kauf, dass man mich wegen etwas, was auch immer es sei, verurteilt, als mich in eine Lage zu bringen, in der ich so viel Enttäuschung, Zorn und Schmerz empfinde.*

Die Zeit vergeht und er hat wieder ein neues Projekt in Arbeit, das so aufregend und vielversprechend ist, dass ich mir sage: *Warum nicht? Vielleicht hat er sich ja geändert und bringt es diesmal zu Ende; vielleicht lässt er diesmal sein Vorhaben nicht fallen, bevor er wirklich auf einem guten Weg ist, der zum Erfolg führt.*

Du siehst, ich hegte in diesen Situationen immer Erwartungen. Weiter oben habe ich erwähnt, dass ich beschlossen habe, ihm auch mit seinem derzeitigen Projekt unter die Arme zu greifen, diesmal jedoch mit einer anderen Absicht. Ich habe erkannt, dass mein Sohn in meinem Leben ist, um mir beim Heilen meiner Wunde des Vertrauensbruchs zu helfen. Dass in unserer Beziehung diese Heilung eingesetzt hat, weiß ich an dem Tag, an dem ich nichts mehr von ihm erwarte.

Das heißt nicht, dass ich nicht hoffe, sein Projekt möge erfolgreich sein und Bestand haben. Aber ich möchte, dass es mir dabei gut geht und dass ich es schaffe, nicht zornig zu werden, wenn er mir eines Tages verkündet, dass er auch dieses Projekt wieder aufgibt. Jede Investition, die ich für ihn getätigt habe, war meine eigene Entscheidung. Niemand hat mich dazu gezwungen. Es liegt also ganz bei mir, zu meiner Entscheidung zu stehen, meinem Sohn zu helfen, ihn bei einem seiner Träume zu unterstützen. Doch das bedeutet nicht unbedingt, dass er sein Projekt erfolgreich abschließt und meinen Erwartungen gerecht wird.

Es dauerte mehrere Jahre, bis ich mir eingestehen und erkennen konnte, dass solche Situationen des Vertrauensbruchs so schmerzlich waren, weil sie insbesondere meine Wunde des Verlassenwerdens berührten. Jedes Mal, wenn er mir ein Versprechen gab und es dann nicht einhielt, fühlte ich mich nicht nur betrogen, sondern hatte auch das Gefühl, dass er mich als Mutter im Stich ließ. Wegen meiner Maske und meines Egos sagte ich mir: *Wenn er mich nur ein bisschen lieben würde, so scheint mir, dann würde er sich mehr bemühen, sein Wort zu halten. Er weiß, wie sehr ich mich darüber freuen würde. Wie kann man nur einen Menschen, den man liebt, so behandeln?*

Du erkennst, was *Mouchette* mir in Wirklichkeit sagte, nicht wahr? *ICH würde so etwas niemals tun. Und schon gar nicht mit einer Mutter, die alles getan hat, um mir zu helfen. Wie undankbar! Er hat kein Herz!*

Was mich wiederum betrifft, bedeutet ein Herz haben, dass ich meinen Sohn so annehme, wie er ist. Er springt von einem Projekt zum nächsten. Er ist ein Erfinder, der fortwährend neue Einfälle hat, und so war er schon seit jeher. Ich weiß, dass jeder in der Lage ist, in einem bestimmten Moment seine Einstellung zu ändern. Doch niemand kann diese Entscheidung für einen anderen treffen. Mein Sohn leidet unter einer ebenso gravierenden Wunde des Vertrauensbruchs wie ich und solange er die Tatsache, dass er mein Vertrauen bricht, nicht akzeptiert, wird sich für ihn nichts ändern. Nur er kann es schaffen. Was mich angeht, so muss ich mich um meine eigene Wunde kümmern und zugeben, dass mein Sohn sich in anderen Situationen seinerseits durch mein Verhalten betrogen gefühlt hat.

Auf unser Herz hören heißt, wir rufen uns das Dreieck des Lebens ins Gedächtnis, das auf unsere Verantwortung zurückverweist. Da ich verantwortlich bin, akzeptiere ich, dass ich bei einer erneuten Investition ein Risiko eingehe und dass die möglichen Konsequenzen meiner Entscheidungen auch beinhalten, dass meine Hoffnungen unerfüllt bleiben. So gerate ich nicht in emotionalen Aufruhr, werde nicht zornig. Ich beschuldige meinen Sohn nicht und werfe auch mir selbst nicht vor, dass ich naiv war, weil ich ihn trotz meines Vorsatzes, ihm nicht mehr zu helfen, doch unterstützt habe. Wenn ich früher deswegen mit mir selbst haderte, litt ich unter meinem eigenen Vertrauensbruch. Ich hatte das mir selbst gegebene Versprechen nicht gehalten, ebenso wenig, wie mein Sohn seine Versprechen gehalten hatte.

Hier nun meine Antwort an *Mouchette,* die ich ihr gebe, wenn sie nicht locker lässt und mich dazu bringen will, an mir oder meinem Sohn zu zweifeln. *Ich höre, was du mir sagst,* Mouchette. *Ich weiß, du willst mir helfen, weniger zu leiden, und bist nicht damit einverstanden, dass ich ihn trotz meiner Enttäuschungen der Vergangenheit weiterhin unterstütze. Ich danke dir, dass du mir helfen willst, und erkenne deine gute Absicht an. Trotzdem: Ich will imstande sein, ihm zu helfen, ohne etwas von ihm zu erwarten, und vor allem möchte ich lernen, mich selbst und meinen Sohn anzunehmen, selbst wenn die Dinge nicht so laufen, wie ich will. Ich will lernen, loszulassen statt zu kontrollieren. Ich will mit meiner guten Absicht in Kontakt bleiben, nicht mit den Ergebnissen, die daraus resultieren. Mach dir bloß keine Sorgen um mich, denn ich weiß, ich kann alle Konsequenzen meiner Entscheidung tragen.*

Diese Erfahrung hat mir geholfen, zu begreifen, dass sich hinter der Wunde des Vertrauensbruchs eine große Hoffnungslosigkeit verbirgt. Aus diesem Grund versuchen wir, alles zu kontrollieren, und glauben, dass die Kontrolle uns Hoffnung bringen wird. Doch von jetzt an weiß ich: Wenn ich weniger kontrollierend bin, habe ich mehr Vertrauen in das Leben.

⊷ ⇄✦⇄ ⊶

Hier ein weiteres Beispiel für Vertrauensbruch, der einen Vater und seine Tochter betrifft. Ich nenne sie hier Lucie. Nachdem er viel Geld gespart hat, um seiner Tochter ein Studium an der Universität bezahlen zu können, erfährt der Vater, dass sie sich in einen Afrikaner verliebt hat. Als sie ihren neuen Freund den Eltern vorstellt, ist ihr Vater zornig. Er vermag nicht zu akzeptieren, dass Lucie Umgang mit einem Mann hat, dem, wie der Vater meint, in Frankreich keine große Zukunft beschieden sein wird. Trotz all seiner Versuche, seiner Tochter diesen Mann auszureden, trifft sie ihn dennoch heimlich weiter.

Eines Tages verkündet Lucie ihrem Vater, sie wolle heiraten und sich in Afrika niederlassen. Der Vater antwortet ihr außer sich vor Wut: *Wenn du ihn heiratest, dann sei dessen gewiss, dass deine Mutter und ich nicht zur Hochzeit kommen. Ich be-*

trachte dich dann nicht mehr als meine Tochter und will dich nie mehr wiedersehen.

Lucie hat ihn geheiratet und ist nach Afrika gegangen. Ich bin ihr bei einem Seminar auf der Insel La Réunion begegnet, als sie Frankreich seit 25 Jahren verlassen hatte. Sie hat ihre Eltern nie wiedergesehen und ihre drei Kinder konnten ihre Großeltern nie kennenlernen. Lucie litt schrecklich darunter, doch sie wollte ihrem Vater die Stirn bieten, der seinerseits nicht nachgab. In diesem Beispiel können wir bei beiden die Wunde des Vertrauensbruchs und die sehr ausgeprägte Maske des *Kontrollierenden* gut erkennen.

Als sie an dem Seminar über die Wunden teilnahm, war es für Lucie nicht nachvollziehbar, dass ihr Vater sich verraten fühlte. Doch jedes Mal, wenn eine auf Liebe basierende Beziehung durch Zorn zerstört wird, weist dies grundsätzlich auf eine ausgeprägte Wunde des Vertrauensbruchs hin. Nur der *Kontrollierende* bringt die Kraft auf, über lange Zeit hinweg standhaft zu bleiben, um jeden Preis gewinnen zu wollen und zu hoffen, dass der andere einknickt und den ersten Schritt tut, um sich zu entschuldigen.

Als ich Lucie fragte: *Was glaubst du, wie es deinem Vater ging, als seine geliebte Tochter, für die er viele Opfer gebracht hatte in der Hoffnung, dass sie Karriere machen würde, beschloss, auf ihre Diplome zu pfeifen und ihrem Mann zu folgen? Wie fühlte er sich wohl, als sich seine vergötterte Tochter, für die er sich die Heirat mit einem ebenfalls beruflich erfolgreichen Mann erhofft hatte, nicht um die Wünsche ihres Vater scherte und genau das Gegenteil tat? Kannst du dir vorstellen, wie sehr er sich von dir verraten und nicht geliebt fühlte? Erinnere dich daran, dass der Kontrollierende sich nur dann geliebt fühlt, wenn der andere seinen Erwartungen entspricht. Er kann nicht zwischen „gefällig sein" und „lieben" unterscheiden.*

Lucie brach in Tränen aus. Sie hatte in der Tat gespürt, dass ihr Vater seit 25 Jahren ebenso sehr unter der Situation litt wie sie. Plötzlich fiel ihr auch wieder ein, dass ihr Vater schon immer ein Rassist gewesen war. Es war ihr nicht klar gewesen, dass sie sich unter anderem auch deswegen in einen Schwarzen verliebt hatte, weil dies unbewusst für sie ein Weg gewesen war, ihrem Vater entgegenzutreten und zu prüfen, wie weit seine Liebe zu ihr ging.

Folgende Worte sollte Lucie an *Canta* richten, wenn es nicht lockerlässt und sie davon überzeugen will, nicht den ersten Schritt zu tun, weil ihr Vater die Schuld daran trage, dass sie sich nicht mehr sehen: *Weißt du, Canta, seit 25 Jahren wiederholst du mir nun immer wieder dasselbe und all diese Jahre über war ich mit dir einverstanden. Ich weiß, deine Absicht ist gut und du meinst, wenn ich meinen Vater nie mehr sehe, dann schütze mich das vor weiterem Leid. Du hast Recht, es kann sein, dass mein Vorhaben, ihn wiederzusehen, nicht gemäß meinen Erwartungen verläuft. Aber ich weiß, dass ich so nicht mehr weitermachen kann, denn das ist auf andere Weise leidvoll für mich. Mir ist jetzt bewusst, dass mein Vater und ich beide die Wunde des Vertrauensbruchs haben und ich möchte die Erfahrung machen, mit ihm Frieden zu schließen. Ich bin bereit, alle Konsequenzen zu tragen, also brauchst du dir um mich keine Sorgen zu machen. Ich bitte dich nur darum, mich zu beobachten und mich diese neue Erfahrung machen zu lassen. Jetzt bin ich dran, du hast die ganze Zeit über schon genug getan und ich danke dir dafür.*

Lucie erzählte mir auch von ihren Erfahrungen mit den Wunden der Ablehnung und der Ungerechtigkeit, die sie mit ihrer Mutter machte. Die beiden telefonierten heimlich mehrmals im Jahr miteinander. Lucie hätte gerne gehabt, dass ihre Mutter mehr Stärke zeigte, sich ihrem Mann gegenüber behauptete und ihm ihren Wunsch gestand, ihre Enkelkinder zu sehen. Im Lauf unserer Gespräche war Lucie in der Lage, den Schmerz ihrer Mutter zu spüren, die zu viel Angst hat, ihrem Mann entgegenzutreten. Sie musste auch anerkennen, dass sie selbst den Zorn ihres Vaters ebenfalls fürchtete und aus diesem Grund gerne gehabt hätte, dass ihre Mutter sich einschaltete. Da Letztere jedoch nicht dazu imstande war, fühlte Lucie sich abgelehnt und sagte mir: *Ich bin nicht viel wert, wenn noch nicht einmal meine eigene Mutter Partei für mich ergreifen kann. ICH würde meinen Kindern so etwas niemals antun.* Das sind schöne Worte ihres Ego.

So soll Lucie zu *Canta* sprechen, wenn es sie überzeugen will, sie sei nichts wert, und sie daran zu hindern versucht, Frieden zu schließen: *Ich höre, was du mir sagst,* Canta, *und ich weiß, dass du mich schützen willst. Natürlich wäre es mir lieber gewesen, wenn meine Mutter sich für mich einsetzen und meinem Vater die Stirn bieten könnte. Ich weiß jetzt, dass sie dazu nicht imstande ist, ebenso wenig, wie ich seit 25 Jahren dazu imstande war. Ich will diese Angst nun in mir und anschließend auch in ihr akzeptieren. Ich weiß, dass du mit dem, was ich sage, nicht einverstanden bist, aber ich versichere dir, dass ich mich stark genug fühle, um meinen Eltern künftig entgegenzutreten. Ich weiß, du wolltest mir immer nur helfen. Doch jetzt hilfst du mir auf deine Art nicht mehr und ich möchte andere Erfahrungen machen. Ich danke dir für deinen Beistand. Du brauchst dich nicht mehr um die Situation zu kümmern.*

Am Ende des Workshops war Lucie fest entschlossen, in nächster Zeit mit ihren Eltern und insbesondere mit ihrem Vater zu sprechen. Sie wollte ihnen ihren Besuch ankündigen und ihnen sagen, dass sie die Situation nicht mehr aushalten konnte. Einige Jahre darauf habe ich Lucie bei einem ihrer Besuche in Frankreich wiedergesehen. Sie war sehr glücklich, sich mit ihren Eltern versöhnt zu haben, die das ebenso sehr wollten wie sie, aber nicht in der Lage waren, den ersten Schritt zu tun. Lucie trug weder ihnen noch sich selbst etwas nach. Sie empfand in ihrem Herzen sehr viel Mitgefühl und deswegen verlief die Wiederbegegnung gut. Wie schade, wenn jemand so viel, so lange leidet! Oft warten wir, bis wir unsere Schmerzgrenze erreicht haben, bevor wir unsere Einstellung ändern und unserem Herzen folgen. Vergiss nicht: **Derjenige, der beschließt, den ersten Schritt zu tun und sich zu versöhnen, ist der Klügere.** Klugheit bedeutet, zu wissen, dass das Glück Vorrang hat vor jeglicher Angst.

━━ ⊫◈⊨ ━━

Das nächste Beispiel verdeutlicht Vertrauensbruch und Verlassenwerden in einer Liebesbeziehung. Eine Dame, nennen wir sie Amelie, hatte mehrere Beziehungen und war zweimal verheiratet. Bei jeder Trennung fragt sie alle, die es hören wollen, dasselbe: *Warum ziehe ich Männer an, die mich verlassen, sobald sie herausfinden, dass ich ihnen als Charakter zu stark bin?*

Man kann hier mühelos ihr Ego erkennen, das ihr weismachen will, es sei nicht ihre Schuld und all diese Männer seien schwach. So erträgt sie es, von einem Mann nach dem anderen verlassen zu werden, und wegen ihrer Maske des *Kontrollierenden* weist sie umgehend den Männern die Schuld zu. Am glücklichsten ist in dieser Situation *Canta,* das sich für wichtig und stark hält. Es flüstert Amelie solche Dinge ein: *Noch ein Beweis, dass du stark bist. Diese armen Männer können dir nicht das Wasser reichen. Wann werden sie endlich wach? Gibt es Männer, die dir gewachsen sind?*

Solange Amelie ihre Verantwortung nicht übernimmt und sich nicht eingesteht, dass das Verhalten ihrer Lebensgefährten nur sie selbst widerspiegelt, kann es zu keiner Veränderung in ihren Beziehungen kommen. Damit ihr das eines Tages gelingt, muss sie eine andere Richtung einschlagen.

Ein ausgezeichnetes Mittel, um herauszufinden, was sie an sich selbst nicht akzeptiert, besteht darin, das Verhalten der Männer in ihrem Leben zu beobachten, und zwar mithilfe der Technik des Spiegels, die im letzten Kapitel erklärt wird. Ihren Äußerungen nach zu urteilen steht fest, dass sie die Schwäche der Männer nicht akzeptiert. Wenn sie sich selbst das Recht zugesteht, schwach sein zu dürfen, ohne sich zu verurteilen oder zu kritisieren, dann kann sie auch Mitgefühl mit einem Partner empfinden. Dann wird sie erkennen, dass sie diesen Zustand in sich selbst wirklich akzeptiert. Denn nur dadurch, dass wir uns selbst annehmen, können wir uns ändern und vor allem auch eine unangenehme Situation in eine angenehme verwandeln.

Du kannst dir vorstellen, dass *Canta* jedes Mal, wenn eine Beziehung endet, zu Amelie sagt: *Siehst du, was dir passiert? Schon wieder eine Beziehung, die so endet. Nur weil du nicht auf mich gehört hast, bist du wieder eine Beziehung eingegangen. Weißt du denn nach all diesen Erfahrungen immer noch nicht, dass du Männern nicht vertrauen kannst? Sie meinen, sie seien Frauen derart überlegen, dass sie mit einer so starken Frau wie dir nicht zusammenleben können. Warum beschließt du nicht ein für alle Mal, dass du allein besser dran bist und keinen Mann in deinem Leben brauchst?*

Canta erkennt die wahren Bedürfnisse Amelies nicht, nämlich: mithilfe einer Liebesbeziehung zu lernen, sich selbst zu lieben und anzunehmen. Ihr Ego kann den Lebensplan Amelies nicht kennen. Es kennt nur das, was in seinem Gedächtnis eingespeichert ist.

Das Ego kann nicht im gegenwärtigen Moment leben, es kennt nur die Vergangenheit. Es spielt pausenlos denselben Film ab.

Hier ist das, was Amelie zu *Canta* sagen soll, wenn sie seine Stimme hört: *Ich verstehe dich,* Canta, *dass du wegen meiner bisherigen Erfahrungen glaubst, alle Männer seien gleich. Ich weiß, du versuchst mich davon zu überzeugen, dass ich mich nicht mehr auf eine neue Beziehung einlasse, weil du mich vor dem mit dem Verlassenwerden verbundenen Leid schützen willst. Stimmt, ich leide zunehmend darunter. Doch ich merke, dass ich mich nicht mit dem Gedanken abfinden kann, für immer allein zu bleiben. Ich möchte also eine andere Erfahrung machen, nämlich die, eine andere innere Einstellung zu haben. Dafür muss ich aber eine andere Richtung einschlagen als die, die du für mich als die beste ansiehst. Ich habe gelernt, dass meine schmerzlichen Erfahrungen sich wiederholen, weil ich nicht akzeptiere, dass ich selbst schwach bin. Bislang hatte ich das nicht verstanden, denn ich habe alles getan, um der ganzen Welt zu beweisen, wie stark ich bin. Heute habe ich erkannt, dass ich sowohl stark als auch schwach bin und das Recht habe, beides zu sein. Das hilft mir, nicht nur die Stärken der Männer zu akzeptieren, denen ich begegne, sondern auch ihre Schwächen. Ich weiß, du bist mit meiner Entscheidung nicht einverstanden, aber ich bitte dich, mich die Erfahrung machen zu lassen, denn ich bin stark genug, um alle Konsequenzen zu tragen. Du brauchst nicht mehr zu versuchen, mich zu schützen, damit ich nicht leide. Ich danke dir für das, was du bis jetzt getan hast. Ich weiß, deine Absicht war stets ehrlich. Aber jetzt kannst du dich ausruhen und brauchst mich nur noch zu beobachten.*

Dadurch, dass wir die Erfahrung machen, von unserem Ego beeinflusst zu werden und anschließend erfolgreich wieder zu unserer Mitte zurückzufinden, wird es leichter, unserem Herzen zu folgen. Wir lernen, mit Situationen wie den oben beschriebenen umzugehen, indem wir sie beobachten. Nach einigen Momenten, in denen wir auf das durch die Wunde verursachte Leid reagieren, atmen wir einmal tief durch und sagen: *Ich merke, dass diese Situation oder Person gerade meine Wunde des Verlassenwerdens und/oder des Vertrauensbruchs berührt. Ich erlaube mir, menschlich zu sein und noch Wunden zu haben, die heilen müssen. Für den Moment fühle ich mich verlassen oder verraten. Eines Tages werde ich an den Punkt gelangen, dass mir solche Situationen immer weniger wehtun.*

Dank dieser Art und Weise, deine Wunden zu heilen, beobachtest du, was du erlebst, und stellst fest, dass es weder gut noch schlecht ist. Es ist einfach menschlich. Statt dich selbst zu verurteilen, zu kritisieren und über andere zu urteilen, erlaubst du dir, noch Wunden zu haben, wie alle Menschen. So wird es dir zunehmend leicht fallen, mit *Canta* zu sprechen und deine Erfahrungen mit anderen zu teilen.

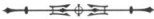

Bevor ich fortfahre, empfehle ich dir, ebenso vorzugehen wie bei den Wunden des vorhergehenden Kapitels. Schreibe ein paar Tage lang jede Gelegenheit auf, bei der du die Maske des *Abhängigen* und des *Kontrollierenden* trägst, nachdem deine Wunden des Verlassenwerdens und des Vertrauensbruchs aktiviert wurden. Das hilft dir, besser zu erkennen, was dein Ego dir sagt. Denk auch daran, aufzuschreiben, was du deinem Ego antworten willst.

Bei regelmäßiger Übung fällt es dir immer leichter, mit deinem Ego zu sprechen, bis es ein automatischer Reflex wird. Nimm dir vor allem Zeit, zu unterscheiden, wie du dich fühlst, bevor und nachdem du mit *Canta* gesprochen und dich bei ihm bedankt hast. Auf diese Weise kannst du wirklich spüren, wie froh es dich macht, dass du es geschafft hast, dich wieder zu zentrieren.

Nachdem ich das Kapitel gelesen habe, beschließe ich, Folgendes in meinem Leben anzuwenden:

_____

_____

_____

_____

_____

_____

_____

_____

_____

_____

_____

_____

_____

_____

_____

_____

_____

Kapitel 7

Die Wunde der Demütigung

Vor dem Lesen dieses Kapitels empfehle ich dir, noch einmal nachzulesen, was ich in meinem Buch *Heile die Wunden deiner Seele* über die Demütigung geschrieben habe.

Die Wunde der Demütigung ist die einzige, die nicht bei allen Menschen vorhanden ist. Mit großer Wahrscheinlichkeit fühlst du dich manchmal gedemütigt, doch möchte ich dich daran erinnern, Worten nicht zu viel Bedeutung beizumessen – verwechsle nicht deine Gefühle mit der Bezeichnung der Wunden! So fühlst du dich beispielsweise gedemütigt, obwohl eigentlich die Wunde der Ablehnung betroffen ist. Dadurch, dass du deine Reaktion beobachtest, kannst du herausfinden, welche Wunde tatsächlich aktiviert wurde.

Falls dein Körper kein Merkmal der Wunde der Demütigung aufweist, rate ich dir, bewusst wahrzunehmen, wie du dich in Situationen, in denen du dich gedemütigt fühlst, verhältst. Das hilft dir, anschließend zu prüfen, was du wirklich im tiefsten Inneren empfindest.

Das gilt für alle Wunden. Viele sagen, sie fühlen sich abgelehnt oder verlassen, reagieren aber mit Verhaltensweisen, die mit den Wunden der Ungerechtigkeit oder des Vertrauensbruchs einhergehen. Sie können bewusster wahrnehmen, was in ihnen vorgeht, wenn sich zunächst eingestehen, welche Wunde in einer Situation am meisten Schmerz verursacht. Danach ist es leichter zuzugeben, dass sich hinter diesem Leid Ablehnung oder Verlassenwerden verbarg.

Ich wiederhole: Es ist wichtig, anhand des Verhaltens zu bestimmen, welche Wunde aktiviert ist. Fühlt sich zum Beispiel ein Mädchen von der Mutter gedemütigt, heißt das nicht unbedingt, dass diese Situation die Wunde der Demütigung betrifft. Das, was sie als demütigende Erfahrung empfindet, kann die Wunde der Ablehnung oder Ungerechtigkeit aktiviert haben. Die Reaktion des Mädchens bestimmt, welche Wunde berührt wurde.

Nur indem du wirklich akzeptierst, was du bist, kann jede Wunde sich allmählich verringern. Willst du beispielsweise an deiner Wunde der Demütigung arbeiten, obwohl du unter einer anderen Wunde leidest, wird es schwieriger und dauert länger, das, was du bist, zu akzeptieren. Vollständiges Annehmen ist der einzige Weg, deine Wunden zu heilen.

Um die Beschreibung des ersten Kapitels noch einmal zusammenzufassen: Die Wunde der Demütigung betrifft deine Beziehung zu dir selbst, nicht zu anderen. Ich konnte beobachten, dass jemand in einer Situation, in der er von dieser Wunde beeinflusst wird, nicht versucht, einen anderen Menschen zu demütigen, sondern im Gegenteil: Er versucht eher, den anderen zu verteidigen oder zu entschuldigen.

Es kommt jedoch oft vor, dass andere sich durch das Verhalten eines unterwürfigen Menschen gedemütigt fühlen. So haben mir schon viele gesagt, dass sie sich wegen des Gewichts eines Verwandten oder wegen seines Verhaltens im Zusammenhang mit Sexualität schämten. Im ersten Kapitel habe ich das *Lebensdreieck* erklärt, das zeigt, dass wir zu uns selbst genauso sind wie zu anderen und meinen, dass andere ebenfalls so zu uns sind.

All unsere Wunden sind bei der Geburt schon vorhanden. Der Grad ihrer Ausprägung wird davon bestimmt, wie weit unsere Seele entwickelt und wie dominant das Ego ist. Daraus können wir schließen: Das Leben beginnt immer wieder von Neuem und da wir uns nicht an unsere vorhergehenden Existenzen erinnern, ist es schwierig zu erkennen, welchen Entwicklungsgrad wir erreicht haben. Nur dadurch, dass wir Erfahrungen machen, können wir uns bewusst machen, was wir in der Gegenwart noch zu tun haben.

Menschen mit der Wunde der Demütigung meinen, eine höhere Macht beobachte sie. Deswegen haben sie sehr oft Schuldgefühle, vor allem, was die körperliche Ebene angeht. Warum? Weil sie sich, um diese Wunde zu heilen, das Recht zugestehen müssen, menschlich zu sein und ihre fünf Sinne zu nutzen – und insbesondere, mit den Sinnen zu genießen. Hinter dieser Wunde verbirgt sich ein sehr sinnlicher Mensch, der seine Sinne nutzen, sich selbst annehmen und lieben will. Da sein Ego aber davon überzeugt ist, dies sei nicht gut, nicht spirituell, sieht er sich einem großen Dilemma gegenüber.

Das Hauptcharakteristikum eines Unterwürfigen ist ein rundlicher Körper, sei er nun dick oder nicht. Eine mollige Frau, die zunimmt, wird immer runder. Menschen, die an einer stark ausgeprägten Wunde der Demütigung leiden, sind schon in jungen Jahren dicker als der Durchschnitt. Oft stehen sie unter dem Eindruck, sie würden sich erlauben, so sinnlich zu sein, wie sie es gerne wären, weil sie sich betont provokant und verführerisch kleiden. Sie essen viel und sagen, dass sie sich so mögen, wie sie sind, und ihr Gewicht akzeptieren; oder aber sie haben ein sehr aktives Sexleben. Im tiefsten Inneren haben sie jedoch Schuldgefühle, dass sie den materiellen Dingen dieser Welt zu sehr zugetan sind, besonders gegenüber GOTT, der allerhöchsten Autorität.

Das erklärt, warum man die Wunde der Demütigung vorwiegend mit sich selbst auslebt. Lässt zum Beispiel jemand gegenüber einem Unterwürfigen eine unfreundliche Bemerkung fallen über seine Art, sich zu kleiden, zu essen oder über sein Gewicht, verübelt dieser es ihm nicht, ganz im Gegenteil: Es kann sein, dass er errötet, sich über sich selbst mokiert oder über sich selbst ärgert, weil er so ist. Er stimmt also der Bemerkung über ihn zu. Sein Urteil über sich selbst ist von Scham motiviert.

Wenn er dem anderen die Bemerkung verübelt, dann deswegen, weil gleichzeitig eine andere Wunde aktiviert wurde. Im Fall der Wunde der Ungerechtigkeit wird er sich rechtfertigen oder denken, es sei ungerecht, er selbst würde so etwas nie zu einem anderen sagen. Ist die Wunde des Vertrauensbruchs aktiviert, antwortet er vielleicht: *Und du, meinst du etwa, dass du perfekt bist?*, und unterstreicht so seine Unzulänglichkeiten. Die Wunde des Verlassenwerdens bringt ihn dazu, dass er weint oder innerlich klagt, und wenn die Wunde der Ablehnung betroffen ist, gibt er vor, es mache ihm nichts aus, er habe nichts gehört, oder er verlässt den Ort.

Ein spiritueller Mensch sein

Das Wichtigste für Menschen mit der Wunde der Demütigung ist ihre Beziehung zu Gott, zu einer höchsten Instanz. Es sind zutiefst spirituelle Menschen, die sich als Gott würdig erweisen wollen. Sie haben den Eindruck, dass er sie unaufhörlich beobachtet und fühlen sich überwacht, was auch immer sie tun oder denken. Ihrer eigenen Einschätzung nach sind sie nie spirituell genug. Dabei hat ihre Beziehung zu Gott nichts mit Kirche zu tun; auch Nichtpraktizierende können eine solche Einstellung haben. Die Angst vor einer göttlichen Autorität rührt von nicht gelösten Situationen in diesem oder einem vergangenen Leben her.

Wenn du dich in diesen Beschreibungen wiedererkennst, empfehle ich dringend, dass du deine Definition eines spirituellen Menschen änderst. Immerzu würdig, großzügig und hilfsbereit sein wollen führt zu Hochmut. Statt so weiterzumachen, solltest du erkennen, dass der Dienst an anderen nicht der richtige Weg ist, um sich Gott als würdig zu erweisen. Warum nicht?

Weil Gott nur dein Glück will, der unterwürfige Teil in dir dich aber dazu bringt, deine eigenen Bedürfnisse zugunsten der Bedürfnisse anderer zu vernachlässigen.

Ich weiß, dass das nicht leicht ist, weil du es wahrscheinlich gewohnt bist, das Lob derjenigen zu hören, denen zu hilfst. Diese wiederum fragen sich gleichzeitig, wann du dich endlich einmal um dich selbst kümmerst.

Ein Unterwürfiger erhält viel Lob von seiner Umgebung. Er meint, die Stimme Gottes zu hören, der ihn segnet und rühmt.

Sich vor Gott als würdig zu erweisen ist eine Erfindung des Ego. Ruf dir in Erinnerung, dass es sich um eine schöpferische Energie handelt, nicht um eine Person, die dich beobachtet und die festlegt, ob dieses oder jenes gut oder schlecht ist. Das Konzept von Gut und Böse ist eine reine Erfindung und nicht im Geringsten göttlich. In Wirklichkeit existiert nur die Erfahrung.

Dein innerer Gott will, dass du deine Fähigkeit entdeckst, das zu kreieren, was für dich am sinnvollsten ist, und dass du alle Ausdrucksformen Gottes in der Materie anerkennst. Zudem nährt nur dein Ego die Annahme, du wüsstest, was das Beste für andere ist. Niemand wurde geboren, um das Leben anderer in Ordnung zu bringen. Wenn du einem anderen Menschen helfen willst, tu es nur dann, wenn er dich darum gebeten hat. Entscheidest du dich, zu helfen, tu es aus Liebe zu dir selbst, vergiss deine eigenen Bedürfnisse dabei nicht, und tu es für das, was du durch diese Erfahrung lernen kannst.

Die Angst vor dem Freisein und der Einsatz für andere
Da die Angst vor dem Freisein die größte Angst des Unterwürfigen ist, setzt er alles in Bewegung, um seinen Angehö-

rigen zu helfen. Zum einen hätte er Schuldgefühle, wenn er es nicht täte, und andererseits sorgt er auf diese Weise dafür, dass es ihm an Freiheit mangelt. Die Einstellung, für andere unentbehrlich zu sein, ist deswegen verhängnisvoll, weil sie das Ego dazu ermutigt, sich zu entwickeln und für sehr wichtig zu halten. Eine Person, die an der Wunde der Demütigung leidet, wirkt im Allgemeinen bescheiden und zurückhaltend, doch verbirgt sie sehr gut den Aspekt ihres Hochmuts, ihr Gefühl der Überlegenheit gegenüber anderen. Nichtsdestotrotz vermittelt sie oft den Eindruck, andere wie ein Baby zu behandeln, indem sie alles für sie tun will.

Da der Unterwürfige häufig stark damit beschäftigt ist, die Probleme seiner Umgebung zu lösen, kommt es oft vor, dass er keine Zeit hat, regelmäßig zu kochen. Stattdessen sorgt er dafür, dass er stets etwas zum Knabbern hat, und isst dadurch einfach irgendetwas, was gerade da ist, wenn er mal ein paar Minuten Zeit hat. Da er sich dann jedes Mal schuldig fühlt, nimmt er weiter zu.

Oft denkt der Unterwürfige auch, er esse nicht zu viel, wenn er häufiger kleine Mengen zu sich nimmt statt einmal eine komplette Mahlzeit. Er sagt sich selbst und anderen dann: *Ich weiß nicht, warum ich zunehme, obwohl ich meinem Eindruck nach nicht mehr esse als andere.* Dennoch weiß er im Grunde, dass er ebenso wenig auf seine Nahrungsbedürfnisse hört wie auf seine anderen Bedürfnisse, sowohl physische als auch psychische.

So, wie andere ihn anblicken, kann er leicht erahnen, was sie über seinen Körper denken. Er fühlt sich dann gedemütigt und hadert umso mehr mit sich. Die anderen sind nur da, um ihm das zu bestätigen, was er selbst über sich denkt.

Falls solche Situationen dir bekannt vorkommen, dann achte darauf, wie oft *Canta* zu dir spricht, denn das kann mehrmals täglich sein. Nimm dir auch Zeit, ihm so zu antworten, wie wir es im Vorangegangenen erklärt haben.

Sollten Schuldgefühle nach einem Exzess der Sinnesgenüsse auftreten, sei es Essen, Sex oder eine andere Art, es mit den Sinnesfreuden zu übertreiben, dann sage *Canta* Folgendes: *Ich weiß, Canta, dass ich den Sinnesgenuss zu weit getrieben habe. Du hast Recht, aber ich erinnere dich daran, dass der Grund dafür darin liegt, dass ich mich früher zu sehr kontrollieren wollte. Ich bin ein sinnlicher Mensch und mein Ziel in diesem Leben besteht darin zu lernen, den richtigen Umgang mit meinen Sinnen zu finden und dabei gleichzeitig meine Bedürfnisse zu befriedigen. Noch ist es nicht geschafft, daher wird es sicher noch weitere Gelegenheiten geben, bei denen ich die Grenzen überschreiten werde. Ich bitte dich aber, mich selbst lernen zu lassen, wie ich mein Ziel erreichen kann. Ich weiß, dass sich unangenehme Konsequenzen daraus ergeben könnten, aber ich bin in der Lage, sie zu tragen. Du kannst dich also ausruhen und mich jetzt mein Leben selbst in die Hand nehmen lassen. Ich möchte dir aber unbedingt für alle Hilfe danken, die du mir zugedacht hattest. Nun will ich mir aber selbst helfen.*

Der langsame Unterwürfige

Häufig beurteilen Menschen mit der Wunde der Demütigung sich selbst als zu langsam, insbesondere z. B. beim Gehen oder Laufen.

Manche von ihnen gestanden mir, dies sei ihre – häufig unbewusste – Art und Weise, sich mehr Zeit zu geben, um Sinneseindrücke zu genießen. Sie müssen sich also selbst erlauben, dieses Mittel zu nutzen – bis zu dem Tag, an dem sie verstehen, dass es manchmal gut ist, sich Zeit zu lassen, um einen schönen Moment zu genießen, manchmal aber auch unnötig. Trifft das auf dich zu, brauchst du, um dich zu akzeptieren, nur mehr Zeit einzuplanen und dein Organisationstalent einzusetzen – ein Talent, das du sicherlich hast. Denk daran, dass deine Zeit dir gehört und dass du allein darüber bestimmst, wie du sie nutzen willst.

Die aktivierte Wunde der Demütigung – ein Beispiel

Hier nun ein Beispiel für ein vom Ego beeinflusstes Verhalten, wenn also die betreffende Person ihre Maske anlegt. Anschließend folgt die Darstellung ihres Verhaltens, wenn sie in ihrer Mitte und ihrem Herzen ist. Du wirst sehen, dass es in derselben Situation möglich ist, eine Wunde zu spüren, ohne dass sie aktiviert wird. Das ist wie Balsam für sie.

Denken wir an die Geschichte von Monika, seit mehreren Jahren mit Achim verheiratet, einem Charmeur. Sie haben viele Freunde und zahlreiche soziale Aktivitäten. Bei ihren Partys mit Freunden widmet Achim sich hauptsächlich den anwesenden Frauen und hat keine Hemmungen, sie vor den Augen seiner Frau an sich zu drücken und ihnen den Hof zu machen. Er hält dieses Verhalten für akzeptabel, da er seine verführerische Seite nicht vor seiner Frau verbirgt. Sie gibt vor, dass es sie nicht stört, und sagt etwas wie: *Besser, er tut das vor mir als hinter meinem Rücken. So weiß ich wenigstens, woran ich bin.*

Trotzdem, so erzählte sie mir nach einem dieser Abende, hätte sie gerne, dass ihr Mann ihr wenigstens einen Tanz gewährte. Als sie ihm ihren Wunsch kundtat, antwortete er ihr: *Ich will nicht mit dir tanzen, weil du zu fett bist. Wenn du mit mir tanzen willst, wirst du abnehmen müssen.*

Ich kann mir schon vorstellen, wie Leserinnen auf diese Geschichte reagieren. Es ist empörend, nicht wahr? Genau das empfand auch Monika. Sie war tief gekränkt, stimmte jedoch der Ansicht zu, dass sie wegen ihres Gewichts nicht würdig sei, mit ihrem Mann zu tanzen, der schlankere Frauen mochte.

Die Haltung ihres Mannes hätte andere Wunden auslösen können als die der Demütigung. In ihrem Fall weiß Monika durch die Worte, die *Canta* ihr in den Mund legt, dass ihre Maske des Unterwürfigen die Oberhand gewonnen hat: *Er hat Recht, wann schaffe ich es endlich, abzunehmen? Ich kann mich ja schon glücklich schätzen, dass er überhaupt mit mir zu die-*

sen Partys geht. Ich wette, die anderen Frauen beneiden mich. Wenn sie wüssten, dass er noch nicht mal mehr mit mir schlafen will.

Das geschieht mir recht, mir fehlt jegliche Disziplin, ich esse zu viel, ich mag Süßigkeiten zu gerne, mir fehlt einfach die nötige Willenskraft. Ich habe mir bestimmt schon mindestens fünfzig Mal vorgenommen, abzunehmen und eine neue Diät begonnen, doch ich halte meinen Entschluss nicht sehr lange durch. Wie kann ich erwarten, dass mein Mann mich respektiert, wenn ich noch nicht einmal meine eigenen Entschlüsse einhalten kann?

Wenn du dich in einer solchen Situation wiedererkennst, dann könntest du der kleinen Stimme, die dir keine Ruhe lässt und dich peinigt, folgende Antwort geben, statt sie weiterhin zu hegen und ihr Glauben zu schenken: *Da bist du ja wieder,* Canta. *Ich weiß, du willst mir helfen, abzunehmen, damit ich für meinen Mann und andere Männer begehrenswerter bin. Doch ich weiß, dass ich es momentan unmöglich schaffe, abzunehmen. Ich möchte die Erfahrung machen, mich auch mit Übergewicht schön zu finden. Nachdem ich in der Vergangenheit alles versucht habe, muss ich der Tatsache ins Auge sehen, dass ich nicht die richtige Motivation hatte. Ich habe beschlossen, dass es für mich wichtiger ist, zu lernen, mich so zu lieben, wie ich bin, statt zu glauben, ich sei ein besserer Mensch, wenn ich schlank wäre. Natürlich wäre ich lieber schlank, aber das schaffe ich eher dann, wenn ich um der Gesundheit willen abnehmen will, nicht wegen des Aussehens. Im Moment kann ich mit diesem Gewicht leben und bin bereit, die Konsequenzen zu tragen. Ich bitte dich, dir um mich keine Sorgen mehr zu machen, und danke dir dafür, dass du mir in all den vergangenen Jahren helfen wolltest. Nun liegt es bei mir, für mich Sorge zu tragen.*

◆━━ ⚔ ━━◆

Nach und nach wird es durch die Erfahrung, dass wir von unserem Ego beeinflusst werden und anschließend wieder zu unserer Mitte finden, immer leichter, auf unser Herz zu hören. Wir lernen, mit Situationen wie der oben beschriebenen so umzugehen, dass wir sie lediglich beobachten. Nach nur wenigen Augenblicken der Reaktion auf das Leid, das von der Wunde verursacht wird, können wir einmal tief durchatmen und sagen: *Ich erkenne, dass diese Situation oder diese Person gerade an meine Wunde der Demütigung gerührt hat. Ich erlaube mir, menschlich zu sein und noch Wunden zu haben, die geheilt werden müssen. Im Moment fühle ich mich gedemütigt. Eines Tages werde ich an den Punkt gelangen, dass solche Situationen mir immer weniger wehtun.*

Ein solcher Umgang mit der Wunde zeigt an, dass du beobachtest, was du durchlebst, und dass es weder gut noch schlecht ist, sondern einfach menschlich. Statt dich zu verurteilen und zu kritisieren, erlaubst du dir, noch Wunden zu haben, was ein großes Zeichen deiner Liebe zu dir selbst ist.

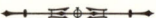

Bevor wir zum nächsten Kapitel kommen, empfehle ich dir, ebenso vorzugehen wie bei den Wunden des vorhergehenden Kapitels. Schreibe ein paar Tage lang jede Gelegenheit auf, bei der deine Wunde der Demütigung aktiviert wurde und dich dazu brachte, die Maske des *Unterwürfigen* zu tragen. Das hilft dir, besser zu erkennen, was dein Ego dir sagt. Schreibe anschließend auf, was du ihm antworten willst. Mit regelmäßiger Übung wird das immer leichter, bis zu dem Tag, an dem du den automatischen Reflex entwickelt hast, mit deinem Ego zu sprechen. Nimm dir vor allem Zeit, gut zu unterscheiden, wie du dich fühlst, bevor und nachdem du mit *Canta* gesprochen und ihm gedankt hast. So kannst du wirklich spüren, wie froh es dich macht, dass du wieder zu deiner Mitte finden konntest.

Nachdem ich das Kapitel gelesen habe, beschließe ich, Folgendes in meinem Leben anzuwenden:

_____

_____

_____

_____

_____

_____

_____

_____

_____

_____

_____

_____

_____

_____

_____

_____

_____

Kapitel 8

Woher wissen wir, welche Wunde aktiviert wurde?

Hier eine Frage, die oft von denen gestellt wird, die sich für ihre Wunden interessieren. Ich habe es schon erwähnt: Zu erkennen, welche Wunde genau beteiligt ist, wenn man ein Problem hat, erhöht immens die Chancen, dieses schneller zu bereinigen. Das ist jedoch nicht immer so einfach und verlangt auch Übung, denn rein theoretisches Wissen reicht nicht aus, um etwas gut zu können. Nur nachdem man ein Können oder eine Technik immer wieder ausprobiert hat, kann man sie verinnerlichen, sodass sie zur zweiten Natur wird.

Hast du zum Beispiel gelernt, Cha-Cha-Cha zu tanzen, dann kannst du ihn nicht deswegen mühelos tanzen, weil du die Grundschritte kennst. Erst nachdem du diesen Tanz mehrmals geübt hast, brauchtest du nicht mehr nachzudenken. Sobald du den Rhythmus hörst, tanzen deine Beine scheinbar von allein, ohne dass du ihnen sagen musst, was sie tun sollen.

So verhält es sich auch mit dem Erkennen der Wunden. Die beste Methode ist, erst einmal zu lernen, eine Technik anzuwenden. Wenn du nun den folgenden Schritten folgst, erkundest du ein Problem, indem du dir verschiedene Fragen stellst.

Schritt eins:
Das Ego erkennen

Auf Grundlage der Informationen in Kapitel drei kannst du leicht erkennen, wenn dein Ego sich wieder in den Vordergrund gedrängt hat. Auch wenn du merkst, dass du dich selbst verurteilst oder jemand anderen beschuldigst, an die Vergangenheit oder die Zukunft denkst und dabei ein Gefühl des Missbehagens empfindest – Angst, Unruhe, Schuldgefühle, Furcht, Unentschlossenheit, Zweifel, Zorn etc. –, dann weißt du automatisch, dass es die Kontrolle übernommen hat.

So werden zum Beispiel während ich dieses Buch schreibe, mehrere Renovierungsarbeiten in meinem Haus ausgeführt. Wenn ich diese Arbeiten plane und dabei froh bin, weil ich weiß, dass es nach Beendigung dieser Arbeiten so schön, angenehm und bequem sein wird, dann bin ich ganz ich selbst, ich höre auf mein Bedürfnis nach Schönheit. Ich plane zwar für die Zukunft, doch da ich kein Unbehagen empfinde, weiß ich, dass das Ego sich nicht einmischt.

Würde ich dagegen Renovierungen durchführen lassen, um andere zu beeindrucken, und von ihnen Lob erwarte, dann wäre das ein Zeichen dafür, dass ich auf Anerkennung aus bin. Das Ego glaubt, es SEI das Haus, der Besitz, das Geld, die Kenntnisse, alles, was ein Mensch an Materiellem oder Erworbenem besitzen kann. Je mehr das Ego sich mit Dingen identifiziert, umso mehr hat es Angst, es könne ihm daran mangeln.

Wenn ich diese Renovierungen durchführen lasse, könnte ich fürchten, dass mir das Geld ausgeht, dass ich von den Handwerkern übers Ohr gehauen werde, oder mir könnten Zweifel kommen, ob ich die richtige Entscheidung getroffen habe. All diese Beispiele zeigen, dass die Arbeiten mir dann mehr Missbehagen als Freude bereiten würden, und das wäre natürlich eine Wirkung der Gedanken des Ego.

Zusammenfassend: Wenn du nicht sicher bist, ob dein Ego am Werk ist, dann frage dich: *Fühle ich mich in dieser Situation im Frieden, bin ich glücklich, zufrieden? Oder empfinde ich ein gewisses Unbehagen?*

Achtung: Es besteht ein Unterschied zwischen der Aktivität des Ego und der des Geistes. Möglicherweise musst du viele Dinge planen und viel denken und überlegen. In einem bestimmten Moment könnest du sogar merken, dass du dich überlastet fühlst und eine Pause brauchst. Wenn du weder Angst noch inneres Unbehagen empfindest, dann handelt es sich einfach um das Feststellen einer Tatsache. In so einer Situation ist es das Beste, sich irgendeiner Aktivität zu widmen, die keine geistige Anstrengung erfordert. Ich zum Beispiel probiere dann gerne ein neues Kochrezept aus oder lese einen Abenteuerroman. Meditieren kann ebenfalls sehr nützlich sein, vorausgesetzt, du bist daran gewöhnt, sonst läufst du Gefahr, dass es dir nicht gelingt, deinen Geist zur Ruhe zu bringen.

Schritt zwei:
Herausfinden, welche Gefühle man hat

Die Befragung geht weiter:

- *Was fühle ich in der Situation?*
- *Wo in meinem Körper spüre ich die Gefühle?*
- *Warum habe ich Angst um mich, wovor fürchte ich mich?*

Du kannst nicht dafür sorgen, dass etwas geheilt wird, das dir zu schaffen macht, wenn dir noch nicht einmal bewusst ist, dass dir etwas zu schaffen macht.

Ich weiß aus Erfahrung, dass die meisten Menschen Schwierigkeiten haben, diese Fragen zu beantworten. Diejenigen, die gelernt haben, zu spüren, was in ihnen vorgeht, sind selten. Die meisten Eltern konnten diese Fähigkeit nicht an ihre Kinder weitergeben, denn sie wussten selbst nicht, wie es geht.

Hier eine Liste mit Begriffen aus dem Seminar *Gefühle besser wahrnehmen* der Schule *Écoute Ton Corps*. Sie soll dir helfen, herauszufinden, wie du dich fühlst.

Ich empfehle dir, sie langsam zu lesen, wenn du herausfinden willst, welche Gefühle du in einer leidvollen Situation spürst. Je mehr du findest, umso tiefer gehst du in dich und steigerst so deine Heilungschancen. Wenn du diese Übung regelmäßig durchführst, wird es dir immer leichter fallen, schnell Antworten zu finden, ohne auf die Liste zurückzugreifen.

abgehetzt	betroffen	erstarrt
allein	betrogen	erstaunt
am Boden zerstört	beunruhigt	fassungslos
angeekelt	bewegt	faul
angeschlagen	blockiert	freudlos
angespannt	cholerisch	frustriert
angewidert	deprimiert	furchtsam
ängstlich	distanziert	gedemütigt
apathisch	dumm	gefangen
ärgerlich	dumpf	gefühllos
argwöhnisch	durcheinander	gekränkt
arrogant	eifersüchtig	gelähmt
aufgebracht	eingeschläfert	gelangweilt
aufgeregt	eingeschüchtert	genervt
aufgerüttelt	elend	geniert
aufgewühlt	entkräftet	gequält
ausgeliefert	entmutigt	gerädert
bedrängt	entsetzt	gestört
bedrückt	enttäuscht	gleichgültig
bekümmert	erbärmlich	griesgrämig
beleidigt	ermattet	hilflos
benutzt	erregt	hoffnungslos
beschämt	erschöpft	idiotisch
besiegt	erschreckt	inkompetent
besorgt	erschüttert	kalt

konfus
konsterniert
kopflos
leer
leidend
machtlos
melancholisch
misstrauisch
müde
negativ
neidisch
nervös nichtig
niedergeschlagen
ohnmächtig
perplex
pessimistisch
rastlos
rebellisch
schmutzig
schockiert
schuldig
schwach
schweigsam
schwerfällig

todmüde
traurig
trübsinnig
überarbeitet
überdrüssig
überfordert
überlastet
überwältigt
übel gelaunt
unbeteiligt
unentschlossen
ungeduldig
ungeliebt
ungerecht
unglücklich
unruhig
unschuldig
unterwürfig
untröstlich
unwohl
unwürdig
unzufrieden
verängstigt
verärgert

verbittert
verblüfft
verdrossen
verkrampft
verletzt
verloren
verschlossen
verschnupft
verstimmt
verunsichert
verwirrt
verwundbar
wertlos
widerstrebend
wirr
wütend
wutentbrannt
zerbrechlich
zerbrochen
zermürbt
zerrissen
zornig
zu nichts nütze

Gefühle als Reaktion auf einen anderen Menschen, hinter denen sich ein anderes, tieferes Gefühl verbirgt:

abgelehnt
angegriffen
angepöbelt
attackiert
ausgegrenzt
ausgenutzt
ausgeschlossen

bedrängt
bedroht
beherrscht
belästigt
beleidigt
beschmutzt
beschuldigt

bestohlen
bloßgestellt
eingeengt
eingeschüchtert
erniedrigt
erstickt
fallen gelassen

161

gedemütigt	manipuliert	verlassen
gehasst	missbraucht	verleugnet
gereizt	nicht beachtet	vernachlässigt
geschändet	reingelegt	vernichtet
geschmäht	schlecht behandelt	verraten
getadelt	übervorteilt	verurteilt
getäuscht	unverstanden	zurückgewiesen
herabgewürdigt	verachtet	

Dadurch, dass du deine Gefühle bestimmt hast, kannst du nun leicht herausfinden, warum du Angst um dich hast, was du fürchtest.

> **Wir haben nie Angst um andere. Wir meinen, wir hätten Angst davor, dass ihnen etwas zustößt, doch in Wirklichkeit haben wir Angst davor, wie sich das auf uns auswirken würde.**

Es ist wichtig, dir darüber im Klaren zu sein, dass die Angst zu deinem Ego gehört und nicht zu deinem wahren Wesen. Ausnahme ist die echte Angst, die notwendig ist, um einer realen Gefahr zu begegnen. Wenn du nicht herausfindest, wovor du Angst hast, dann versteife dich nicht darauf. Du kannst dir mehrmals die Frage stellen: *Wovor habe ich Angst um mich in dieser Situation?* Wenn die Antwort nicht sofort in dir aufsteigt, dann bist du noch nicht bereit dafür, sie zu empfangen. Bitte dann deinen inneren Gott, dir zu helfen. Sehr wahrscheinlich wird sich die Antwort am nächsten Tag oder einige Tage danach einstellen. Oft zeigt sie sich in Form einer Frage: *Kann es sein, dass ich Angst davor habe, dass ...?* Und schon ist die Antwort da.

Schritt drei:
Urteile, Beschuldigungen, Reaktion

• *Wen verurteile oder beschuldige ich in dieser Situation?*
Wenn du dich selbst verurteilst und dabei vor allem Angst empfindest, wird das durch die Reaktion auf die Wunde der Ablehnung und/oder des Verlassenwerdens verursacht. Wenn du dich verurteilst und dabei schämst, ist das die Reaktion auf die Wunde der Demütigung.

Wenn du eine Person des anderen Geschlechts anklagst und dabei Zorn empfindest, ist die Wunde des Vertrauensbruchs, also die Maske des *Kontrollierenden* betroffen. Deine Reaktion – Zorn oder Auflehnung – kann sich entweder nach außen richten oder du hältst sie in deinem Inneren zurück. Doch selbst wenn du sie in dir zurückhältst und Rachepläne schmiedest oder die Konfrontation auf später verschiebst, ist der Schmerz dennoch gleich stark. Wenn du dich zurückhältst, erzeugt das noch mehr inneres Leid und es besteht die Gefahr, dass das Problem sich ausweitet, je länger du es nicht äußerst.

Wenn du dich selbst oder einen anderen Menschen des gleichen Geschlechts zornig beschuldigst, dann wirst du von der Wunde der Ungerechtigkeit, also der Maske des *Starren,* kontrolliert. Du reagierst dann nach außen hin erkennbar, indem du dich rechtfertigst oder den anderen beschuldigst. Deine Reaktion ist entweder sofort sehr augenfällig oder aber du hältst sie zurück mit der Absicht, sie später zum Ausdruck zu bringen. Doch selbst wenn du sie zurückhältst, zeigt sie sich deutlich in deiner Gestik, deinem Blick und an deinem Körper oder man spürt deinen unterdrückten Zorn.

Um herauszufinden, welche Wunde aktiviert ist, hilft es dir folglich am meisten, zunächst zu erkennen, gegen wen das Beschuldigen und Verurteilen gerichtet sind. Anschließend weist dich dein Verhalten, mit dem du dich vor dieser Wunde schützt, darauf hin, um welche Wunde es sich handelt. Du solltest nicht nur die Liste der *Gefühle* mehrmals lesen, sondern auch die Verhaltensweisen und Einstellungen, die im ersten Kapitel für jede Wunde dargestellt werden, ebenso wie die ergänzenden Erklärungen in Kapitel fünf, sechs und sieben.

Urteil und Wunde sind nicht zu verwechseln

Es ist entscheidend, dass du zwischen Urteil und Wunde unterscheidest, um richtig zu definieren, welche Maske du trägst.

Nehmen wir das Beispiel von Rebekka, die Schwierigkeiten mit ihrem Vorgesetzten hat. Er ignoriert sie, blickt sie noch nicht einmal an, wenn er mit ihr spricht. Offenbar zieht er ihr ihre Kollegin, die sehr hübsch ist, deutlich vor. Rebekka ist am Arbeitsplatz zunehmend emotional aufgewühlt und auch außerhalb der Arbeit beunruhigt. Sie muss immer wieder daran denken und *Canta* ergreift Besitz von ihren Gedanken:

- *Ich verstehe nicht, warum er MICH so behandelt, bei allem, was ICH für ihn tue.*

- *Warum macht er nur Susanne Komplimente, obwohl ICH ihr oft bei ihrer Arbeit helfe? Warum sagt Susanne ihm nicht, dass die Komplimente eigentlich MIR zustehen? Sie hat sogar die Dreistigkeit, sie mit einem breiten Lächeln anzunehmen. Was für eine Heuchlerin! Umso mehr, als sie mir oft gesagt hat, wie glücklich sie sich schätzen könne, mich als Kollegin zu haben. ICH weiß, dass sie mir das nur sagt, um weiterhin von MEINER Hilfe profitieren zu können.*

- *Überdies bin ICH diejenige, die oft länger bleiben muss, wenn es dringlich ist. Anscheinend zieht er noch nicht einmal in Betracht, Susanne um Überstunden zu bitten.*

- *Heute war es der Gipfel! Er hat gewagt, MIR zu sagen: „Frau Neumann, Sie sehen aber hübsch aus heute!", wobei er mich von oben bis unten musterte. Dann haben die beiden sich mit einem spöttischen Gesichtsausdruck angesehen. Da höre ich lieber gar nichts als solche Sachen! Es ist wirklich*

*kein Kompliment für all die anderen Tage seit zwei Jahren,
die ICH mit ihm zusammenarbeite.*

- *ICH denke, ICH werde kündigen. ICH habe genug davon, so
  gedemütigt und abgelehnt zu werden.*

Rebekka könnte leicht glauben, dass diese Situationen ihre
Wunde der Demütigung betreffen. Gleichzeitig ist ihr bewusst,
dass sie die Erfahrung der Ablehnung macht. Gemäß ihren Gedanken könnte man meinen, sie beschuldige die anderen, diese würden sie ablehnen, doch in Wirklichkeit beschuldigt sie
sich selbst.

Beginnen wir bei ihrem Chef. Sie reagiert ihm gegenüber nicht
und behält alles für sich; das weist darauf hin, dass das Verhalten des Vorgesetzten hauptsächlich ihre Wunde der Ablehnung
aktiviert und sie ihre Maske des *Flüchtenden* trägt. Sie zieht
sich in sich selbst zurück, verschließt sich. Sehr wahrscheinlich
sind ihr die Urteile, die sie tief in sich bewahrt, nicht bewusst.

- *Natürlich bin ich bei weitem nicht so schön wie Susanne.
  Ich bin so hässlich, dass es mich nicht überrascht, wenn er
  Susanne vorzieht.*

- *Warum bin ich zu feige, um ihm zu sagen, wie sehr mich sein
  Verhalten verletzt? Heute hätte ich beispielsweise auf sein
  vermeintliches Kompliment antworten können: „Danke für
  all die anderen Tage seit zwei Jahren!" Ich weiß, das wäre
  sarkastisch und unhöflich, aber es würde zumindest zeigen,
  dass ich kein Angsthase bin und mich nicht von anderen
  auslachen lasse.*

- *Schon Millionen Male habe ich mir vorgenommen, Nein zu
  sagen, wenn Susanne mich bittet, alles für sie zu erledigen,
  während sie telefoniert, sich die Nägel feilt und nur vorgibt,
  zu arbeiten – besonders, wenn er da ist. Warum schaffe ich
  es nicht, mich an meinen Entschluss zu halten? Ich bin wirklich eine Versagerin.*

Rebekka lehnt sich selbst fortwährend ab und lässt zu, dass *Canta* ihr all diesen Unfug einredet. Solange ihr das nicht klar ist – wegen der Verleugnung, die sie daran hindert, ihr Leid zu fühlen –, vermag sie ihre Einstellung nicht zu ändern. Sie kann sich noch nicht einmal vorstellen, dass ihr Chef mit ihrer Arbeit zufrieden ist und sie aus diesem Grund so beharrlich mit dringenden Aufgaben betraut. Dass er ihr nicht kündigt, ist ein weiteres Indiz für seine Zufriedenheit, das sie jedoch nicht wahrnimmt.

Die Form der Ablehnung, die sie von ihrem Vorgesetzten erfährt, ist eine Widerspiegelung dessen, was sie mit ihrem Vater oder einem männlichen Lehrer im Zusammenhang mit ihren Schulleistungen oder anderen Formen des Lernens während ihrer Kindheit oder Jugend erlebt hat. Die Wunde der Ablehnung und der Ungerechtigkeit sind ursprünglich mit dem gleichgeschlechtlichen Elternteil verbunden. Doch der Elternteil (oder eine andere Person) des anderen Geschlechts kann die Wunden aktivieren, wenn der gleichgeschlechtliche Elternteil nicht eingreift, um dem Kind zu Hilfe zu kommen.

Würde Rebekka mit einer sarkastischen Antwort auf ihren Vorgesetzten reagieren, dann täte sie es wegen ihrer Wunde des Vertrauensbruchs. Sie würde dadurch ihr Unverständnis zum Ausdruck bringen, dass ein Chef, der ihr genug vertraut, um sie mit wichtigen Aufgaben zu beauftragen, sie nicht lobt und seine Dankbarkeit nicht zeigt.

> **Wunden im zwischenmenschlichen Bereich hängen mit emotionalen Beziehungen der Kindheit zusammen. Wunden im beruflichen Umfeld stehen mit jeglicher Form des Lernens in Zusammenhang.**

Dass Rebekka sich nicht gegen Susanne durchsetzt, ist ebenfalls auf ihre Wunde der Ablehnung zurückzuführen. Fest steht, dass sie das Gefühl hat, im Vergleich mit ihrer Kollegin *ungerecht* behandelt zu werden, doch ihre Wunde der Ablehnung ist so ausgeprägt, dass die erste Wunde unter Umständen unbemerkt bleibt. Möglicherweise verliert Rebekka, wenn sie an ihre Grenzen stößt, die Kontrolle und wird zornig. Wenn sie gegenüber ihrer Kollegin die Maske des *Starren* anlegt, hat ihre Wunde der Ungerechtigkeit die Oberhand gewonnen.

Entscheidet sich Rebekka, ihre Arbeit zu kündigen, weil sie das Verhalten ihres Vorgesetzten nicht mehr erträgt, ist das ein Zeichen, dass ihre Wunde der Ablehnung so leidvoll für sie ist, dass sie lieber aus der Situation flieht, als dem Schmerz entgegenzutreten. Wie die meisten Menschen, die leiden, ist sie davon überzeugt, dass die Situation und bestimmte Menschen ihr Leid verursachen. Sie ist außerstande, zuzugeben oder sogar anzuerkennen, dass *Cantas* REAKTION den gesamten Raum einnimmt. So kann sie nicht mit ihrer großen Macht in Kontakt kommen, ihr eigenes Leben zu kreieren.

Abschließend hoffe ich, dass dir klar geworden ist, wie wichtig es ist, die aktivierte Wunde zu erkennen, denn nur so kannst du die Verbindung zu einem Ereignis der Vergangenheit herstellen und zu weiteren Schritten der Heilung übergehen, die im nächsten Kapitel erklärt werden.

Die Vermehrung der Wunden

Bestimmt ist dir anhand der wachsenden Zahl der Scheidungen, Kriege und vor allem der gravierenden körperlichen und seelischen Krankheiten aufgefallen, dass es in den heutigen Gesellschaften immer mehr Leid gibt. Die beliebtesten und am leichtesten zugänglichen Mittel zum Einschlafen und zur Schmerzlinderung sind Alkohol und Medikamente, deren Konsum steigt.

Ein Neurologe hat mir kürzlich erzählt, die Ärzte seien derzeit überfordert angesichts der zahlreichen verschiedenen Formen von Demenz bei alten Menschen. In den Fällen, in denen sie weder die Alzheimer-Krankheit noch Parkinson diagnostizieren können, haben sie zahlreiche Symptome für den Verfall von Gehirnzellen bzw. für neurodegenerative Erkrankungen unter der Bezeichnung Parkinsonismus zusammengefasst. Als ich ihn fragte, wie die Ärzte diese neue Krankheit behandeln, erklärte er mir, sie probierten verschiedene Verfahren aus, ohne bislang die Ergebnisse zu kennen.

Viele von uns fragen sich, warum die Krankheiten sich trotz der wissenschaftlichen Fortschritte vermehren. Meiner Meinung nach liegt der Grund darin, dass wir die Medizin ausschließlich nutzen, um verarztet zu werden, und nicht die Verantwortung für unsere innere Einstellung übernehmen wollen. Auch das ist eine weitere wichtige Facette unseres Ego.

Das Ego will nicht anerkennen, dass wir die Macht haben, unser Leben zu kreieren. Es nimmt lieber an, die Probleme kämen von außen. Es neigt dazu, Lösungen systematisch außerhalb von uns zu suchen.

Außerdem hat die Pharma-Industrie bekanntlich beim Entwickeln zahlreicher betäubender Mittel Riesenschritte gemacht. So übernehmen Menschen jedoch nicht die Verantwortung. Sie schläfern das Problem nur ein, stellen sich ihm aber nicht.

Solange wir nicht die Verantwortung für unsere Probleme übernehmen, kehren sie immer heftiger und in unterschiedlichen Formen wieder zurück.

Kein Arzt oder Medikament könnte das Versprechen halten, dich endgültig zu heilen. Wir alle wissen: Selbst wenn wir uns einer Operation unterziehen oder für den Rest unseres Lebens ein Medikament nehmen, können dennoch weiterhin Probleme auftreten.

Die Hilfe, die die Schulmedizin bzw. Medikamente bieten, ist zur Schmerzlinderung sicherlich oft nötig, doch sie sollte möglichst nur über einen begrenzten Zeitraum hinweg bei Bedarf eingesetzt werden. Jegliche Hilfe von außen – sei es seitens der Allgemeinmedizin, durch Arzneimittel, persönliche Therapien oder jegliche andere Form der Hilfe deiner Wahl – ist sehr viel wirksamer, wenn du gleichzeitig die Tatsache akzeptierst, dass echte Heilung nur in einem Inneren stattfinden kann. Sobald du das akzeptieren kannst, setzt der Heilungsprozess ein. Das Hauptziel dieses Buches besteht darin, dir zu helfen, deine Verantwortung zu übernehmen.

Alle körperlichen Krankheiten sind lediglich eine Widerspiegelung des Schmerzes, der durch die nicht geheilten Wunden deiner Seele verursacht wird.

Fest steht: Wenn du Wunden hast, die dir sehr viel Schmerz bereiten, dann solltest du aus deinem Inneren schöpfen, um die nötige Kraft zu finden. Eine ausgeprägte Wunde ist erkennbar an dem Leid, das du schon von klein auf spürst, und daran, dass du oft das Gefühl hast, sehr hilflos zu sein und keine Lösung zu finden. Du kannst auch den Eindruck haben, mehr zu leiden als deine Angehörigen, und insbesondere meinen, niemand könne dir helfen. Du hast Schwierigkeiten, Licht am Ende des Tunnels zu sehen.

Wenn du eine schwere, schmerzhafte Wunde hast, ist das ein Zeichen dafür, dass sie sich im Lauf vieler Leben entwickelt hat.

Im Lauf jedes Lebens versucht deine Seele, sie zu heilen, doch kann das nicht geschehen, solange du zulässt, dass dein Ego dein Leben lenkt. Das ist der Hauptgrund dafür, dass die Wunde in jedem Leben ausgeprägter wird. Würdest du eine infizierte Wunde unter einem Verband verstecken, ohne sie zu versorgen, dann würde sie sich ebenfalls mit der Zeit verschlimmern.

Je intensiver die Schmerzen sind, umso mehr Mut, Kraft, Entschlossenheit und Beharrlichkeit sind erforderlich, um dich dem zu stellen und das Steuer deines Lebens wieder übernehmen zu können. Dich dafür zu entscheiden, ist der wichtigste Schritt. Und selbst wenn dich mitunter der Mut verlässt: Wenn du wirklich deine Lebensqualität erhöhen willst, wirst du nach dieser Entscheidung immer Mittel und Wege finden, dich wieder auf dein Ziel auszurichten. Dir wieder ins Gedächtnis zu rufen, wohin du gelangen willst, wird dir sehr dabei helfen, wieder mit deiner inneren Macht in Kontrakt zu kommen.

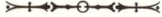

Nachdem ich das Kapitel gelesen habe, beschließe ich, Folgendes in meinem Leben anzuwenden:

_____

_____

_____

_____

_____

_____

_____

_____

_____

_____

_____

_____

_____

_____

_____

Kapitel 9

Die positiven Auswirkungen
der Heilung

Beim Lesen dieses Buches ist dir sicherlich klar geworden, dass der wichtigste Schritt für die Heilung der Wunden der ist, sie anzunehmen. Das bedeutet, du akzeptierst, dass dein Ego dir dadurch zu helfen glaubt, dass es fortwährend die mit den jeweiligen Wunden verknüpften Überzeugungen nährt. Da es aber nur auf sein Gedächtnis zurückgreifen kann, bleibt ihm gar nichts anderes übrig, als so zu handeln. Es hat keine Ahnung von den Bedürfnissen deiner Seele, deines Wesens, deines Lebensplans.

Ginge es nach deinem Ego, könntest du dich hundert Mal inkarnieren und es würde dich dennoch weiterhin mit allen Mitteln überzeugen wollen, dass du dich nach seinen Vorstellungen richten sollst. Vergiss nicht, dass du diese zunächst akzeptiert hast. Sobald es gemerkt hat, dass eine neue Überzeugung zu übernehmen dich schützte, hat es sich diesen Mechanismus zu eigen gemacht. Das Ego stirbt nie, denn es gehört zu deiner mentalen Schöpfung; deswegen hattest du schon bei deiner Geburt hunderte Überzeugungen. Alles, was du in verschiedenen Leben sowohl auf emotionaler als auch auf geistiger Ebene registriert hast, ist in deine Seele eingeschrieben, die unsterblich ist.

Du kannst das Leben deiner Seele mit dem irdischen Leben vergleichen. Jeden Tag trägst du andere Kleidung, findest dich an anderen Orten wieder, gehst verschiedenen Aktivitäten nach und hast unterschiedliche Gefühle. Alles, was du an einem Tag durchlebt hast, ist in dein Gedächtnis eingezeichnet worden. Angenommen, du hattest einen heftigen Streit mit deinem Nachbarn und bist abends innerlich aufgewühlt schlafen gegangen, voller Zorn und unsicher, wie die Angelegenheit gelöst werden kann. Am nächsten Morgen hat sich das Problem nicht – quasi im Schlaf – geregelt. Die Wunde oder Wunden, die durch diesen Disput aktiviert wurden, schmerzen immer noch.

Der Vorfall kann dir sogar noch schlimmer vorkommen, wenn du während der Nacht unbewusst deinen Zorn noch genährt hast. Tage oder sogar Monate vergehen und das ungelöste Problem tut dir sehr weh, nicht nur geistig und emotional, sondern auch körperlich, und es raubt dir sehr viel Energie.

Sagst du dir andererseits, dass der Nachbar keine Ahnung hat und es ohnehin sinnlos ist, etwas mit ihm lösen zu wollen, bezeichnet man das als *Leugnen der Situation*. Jedes Mal, wenn du ein Problem verdrängst, wächst es weiter und schadet dir noch mehr. Wie eine Hautinfektion, die du mit einem Verband verdeckst, um sie nicht zu sehen.

Die Seele inkarniert sich so oft und so lange, wie sie sich noch nicht von geistigen Auswüchsen bzw. Wucherungen befreit hat, die vom Ego aufrechterhalten werden und an der Wurzel ungelöster Probleme liegen. Sie transportiert alles geistige und emotionale Gepäck, das sich im Lauf der zahlreichen Leben angesammelt hat. Denk daran: Keine Wucherung ist natürlich. Dein Körper versucht in seiner großen Klugheit und mithilfe deines inneren Gottes stets, zu seinem natürlichen Zustand zurückzukehren.

Versuch dir vorzustellen, dein Körper sei komplett von dicken Warzen (körperlichen Wucherungen) bedeckt. Ginge es dir dann gut, im Kontakt mit dir selbst und anderen? Bestimmt lautet deine Antwort Nein. Du würdest um jeden Preis versuchen, dich von den Warzen zu befreien, um dich in deiner Haut und unter den Menschen deines Umfelds wohl zu fühlen.

Deine Seele will dasselbe. Sie weiß, dass es nicht natürlich ist, von geistigen Auswüchsen (Überzeugungen des Ego) überwuchert zu werden und dass diese sie daran hindern, zur wahren Liebe, zu geistigem Frieden zurückzukehren. Aus diesem Grund wird sie automatisch davon angezogen, sich zu inkarnieren. Nur in der materiellen Welt kann sie sich befreien.

Nach dem Tod macht sie sich in der Welt der Seele bewusst, was noch nicht gelöst ist, und erhält von den spirituellen Mentoren Hilfe für den nächsten Lebensplan. Leider vergisst sie nach ihrer Rückkehr zur Erde schnell und lässt dann nach und nach, innerhalb der ersten sieben Jahre ihres neuen Lebens, das Ego wieder die Oberhand gewinnen.

Warum? Weil es entscheidend ist, dass wir zuallererst erkennen, wie sehr uns das Ego im Griff hat, bevor wir unser Leben meistern können.

Darum ist es meine erste Motivation, so viele Hilfsmittel wie möglich zu kreieren, um den Menschen dabei zu helfen, ihr Bewusstsein zu entwickeln – durch die Seminare von Écoute *Ton Corps,* durch Vorträge und Bücher. In den Seminaren beispielsweise machen die Teilnehmer viele Übungen miteinander, die ihnen helfen sollen, ihre Bewusstwerdung zu beschleunigen, und sie fahren wieder nach Hause mit konkreten Methoden, die sie täglich anwenden können. Vergiss nicht, dass die praktische Umsetzung der erworbenen Kenntnisse sehr wichtig ist.

Wie auch immer du innerlich an dir arbeitest – mithilfe von Büchern, Vorträgen oder Seminaren –, nichts wird sich an deinem Leben ändern, solange du nicht eine andere Einstellung entwickelst und dich anders verhältst.

Meine Dozentinnen und ich sehen regelmäßig Menschen, die von einem Seminar zum nächsten dieselben Fragen stellen. So wissen wir, dass die Betreffenden die Hilfsmittel, die wir ihnen vorher empfohlen haben und die ihnen andere Erfahrungen ermöglicht hätten, nicht anwenden.

Das soll nicht unbedingt heißen, dass alle Menschen mit diesen empfohlenen Hilfsmitteln dieselben Ergebnisse erzielen. So probierst du vielleicht bald nach der Lektüre dieses Buches die Empfehlungen aus und erzielst positive Ergebnisse. Jemand anders wendet dieselbe Empfehlung vielleicht an, aber nicht mit demselben Erfolg. Der Unterschied liegt in der Entschlossenheit und dem Willen, die eigene Lebensqualität zu erhöhen.

Es gibt nur einen Weg, herauszufinden, ob ein Ratschlag für dich positive Auswirkungen hat oder nicht: Ihn ausprobieren. Anschließend sagt dir dein Urteilsvermögen, welche Richtung du am besten weiterverfolgst. Allein die Tatsache, dass du offen genug bist, einen Ratschlag anzunehmen und zu befolgen, zeigt an, dass du wirklich neue Erfahrungen machen willst.

Offen sein für neue Erfahrungen und neue Ratschläge hilft dir, mit deiner Intuition in Kontakt zu sein.

Selbst wenn sich die erwarteten Ergebnisse nicht einstellen: Prüfe, welche Entscheidung nach deinem Herzen die beste ist. Achte auf die erste Antwort, die dir in den Sinn kommt. Intuition ist immer spontan. Man muss sie sofort in dem Moment am Schopf packen, wenn sie sich einstellt. Lange habe ich mich gefragt, wie ich unterscheiden soll, ob mein Kopf oder mein Herz zu mir spricht. Das einzige Mittel besteht darin, zu überprüfen, wie man sich fühlt. Spürt man auch nur das geringste

Unbehagen, wie Besorgnis oder Angst, bedeutet das, die Antwort entspringt nicht unserem Herzen, sondern dem Ego.

Nehmen wir zum Beispiel das Schreiben. Dieses Buch ist mein vierundzwanzigstes. Ich habe zahlreiche Situationen erlebt, in denen ich in meinem Herzen war, und andere, in denen ich zugelassen habe, dass mein Ego sich durchsetzte. Wenn ich den Aufbau eines neuen Buches plane und mich gut damit fühle, dann ist meine geistige Energie im Dienst meines Herzens, um den Bedürfnissen des Augenblicks gerecht zu werden.

Ist dagegen *Mouchette* am Werk, bin ich beunruhigt, frage mich, ob ich es schaffe, ob die Leser das Buch mögen werden, ob der Stoff ausreicht, ob es mich zu viel Zeit kostet. Ich muss also sofort, wenn ich es merke – selbst wenn das etwas dauert –, so mit ihr sprechen: *Vielen Dank, Mouchette, ich weiß, du willst, dass ich erfolgreich bin und dass du um mich besorgt bist. Ich bitte dich, dass du dich jetzt ausruhst und mich das Buch auf meine Weise strukturieren lässt. Ich will vor allem, dass du mir vertraust, denn ich bin der Lage, jegliche Konsequenzen zu tragen. Ich verlange nicht von dir, das an meiner Stelle zu tun.*

Warum schlage ich dir diesen letzten Satz weiterhin für jedes Gespräch mit deinem Ego vor? Weil wir uns meistens kritisieren, wenn wir einen Fehler machen oder die Ergebnisse nicht nach unserem Geschmack sind. Doch in Wirklichkeit ist es unser Ego, das kritisiert. Angenommen, beim Schreiben meines Buches passiert etwas Unvorhergesehenes und ich brauche doppelt so viel Zeit, um es fertigzustellen – was schon mehrmals vorgekommen ist. Wenn ich dann so mit mir spreche: *Was bin ich doch für eine Versagerin! Die Leser werden enttäuscht sein, seit zwei Jahren warten sie schon auf das Buch. Ich hätte mich nicht ablenken lassen sollen, ich hätte besser planen sollen, ich hätte diese zusätzliche Reise nicht machen sollen, ich hätte ..., ich hätte ... Wirklich, ich kann nichts dafür, diese un-*

vorhergesehenen Dinge waren wichtig ... Ich habe doch mein Bestes getan ... Mit meiner Erfahrung hätte ich wissen sollen, dass mir immer mehr Dinge dazwischenkommen.

Wie irritierend diese kleinen Stimmen in unserem Kopf doch sind! Findest du nicht? Es nimmt kein Ende. Warum spricht *Mouchette* immer noch so mit mir, selbst wenn ich versuche, nicht mehr daran zu denken? Weil sie davon überzeugt ist, es sei ihre Schuld und sie hätte mich noch mehr warnen sollen. Sie meint, sie sei für die Konsequenzen verantwortlich. Sie wird sagen: *Ich hatte dir ja gesagt, du solltest auf dieses oder jenes achten. Da siehst du, dass ich Recht hatte, und jetzt geht es dir nicht gut. Nächstes Mal hörst du besser auf mich!*

Sie wird immer weiter so mit mir reden, solange ich sie nicht akzeptiert und ihre Mühe gewürdigt habe. Also höre ich auf mein Herz und sage ihr: *Ja,* Mouchette, *ich höre dich und du hast Recht. Ich weiß, du wolltest mir mit deinen Sorgen und Bedenken helfen, als ich dieses Buch begonnen habe und bei mehreren Gelegenheiten danach. Mach dir keine Sorgen um mich. Ich bin zwar enttäuscht, aber ich verspreche dir, dass ich es überleben werde und dass sich am Ende alles fügen wird. Es gibt bestimmt einen guten Grund dafür, dass das Buch später erscheint als ursprünglich geplant. Die Zukunft wird es zeigen. Danke, dass du so besorgt um mich bist.*

Sobald *Mouchette* beruhigt ist, weil ich sie nicht beschuldige, zieht sie sich zurück. Jedes Mal, wenn sie sich zurückzieht, wird sie nicht mehr genährt und verringert sich allmählich, ohne es zu merken. Um auf das Beispiel des Flecks auf der Leinwand zurückzukommen, dem nicht bewusst ist, dass er ein Fleck ist: *Mouchette* ist ebenfalls nicht bewusst, dass sie Kraft einbüßt und folglich immer weniger Einfluss auf mich hat. Das geschieht nach und nach, mit den Jahren. Und während das Ego schwächer wird, verringert sich gleichzeitig auch der Einfluss der mit den Wunden verknüpften Masken immer mehr.

Die Wunde beobachten,
statt der Maske das Steuern zu überlassen

Vielleicht fragst du dich, ob dass bedeutet, dass du eines Tages überhaupt keine Wunde mehr hast. Ich kenne niemanden, der keine hat. Ich bin davon überzeugt, dass es normal und menschlich ist, Ablehnung, Verlassenwerden, Demütigung, Vertrauensbruch und Ungerechtigkeit im Leben zu empfinden. Die Heilung einer Wunde bedeutet nur, dass das, was du empfindest, nicht mehr dein Leben beherrscht. So könnte dir bewusst sein, dass die Äußerungen einer bestimmten Person bei dir Ablehnung hervorrufen, und du bist dann schnell imstande, das in dir zu beobachten und dir zu sagen, dass dies zu deinem Menschsein dazugehört. An dem Tag, an dem du dich selbst bedingungslos liebst und annimmst, wirst du nicht mehr das Gefühl haben, dass andere dich verletzen. Deine Wahrnehmung der Situationen und der Menschen ist dann eine andere.

Sehr wahrscheinlich ist dir diese Frage in den Sinn gekommen: *„Wie schaffe ich es – um die Masken nach und nach zum Verschwinden zu bringen –, nur zu beobachten, dass ich mich verletzt fühle, ohne unter diesem Schmerz leiden zu müssen?"*

Im vierten Kapitel habe ich schon erklärt, dass echtes Annehmen der erste und wichtigste Schritt ist, um zu bewirken, dass die Wunden kleiner werden. Bevor wir dahin gelangen, dass wir unsere Wunden akzeptieren können, müssen wir akzeptieren, dass unser Ego es gut meint und fast durchgehend in unserem Leben präsent ist. Insbesondere müssen wir akzeptieren, dass WIR ihm den ganzen Platz einräumen.

Akzeptanz ist also nur dann möglich, wenn wir unsere Verantwortung übernehmen. Wie in all meinen Büchern wiederhole ich auch hier noch einmal die Definition der Verantwortung. Warum ist es erforderlich, sie zu wiederholen? Weil das Ego diese spirituelle Vorstellung zurückweist. Erst wenn wir sie viele Male gelesen oder gehört haben, können wir sie wirklich verinnerlichen.

> **Verantwortlich sein heißt anerkennen, dass wir unser Leben fortwährend erschaffen und alle Konsequenzen unserer Entscheidungen, Taten und Reaktionen tragen müssen.**
> **Weiterhin bedeutet es, wir erkennen an, dass es sich für unsere Angehörigen ebenso verhält und dass wir nicht für ihre Entscheidungen verantwortlich sind.**

Du übernimmst die Verantwortung, wenn du akzeptierst, die drei im vorhergehenden Kapitel erwähnten Schritte zu tun, um besser herausfinden zu können, welche Wunde aktiviert wurde. So erkennst du, dass die Wahrnehmung und Reaktion deines Ego den Schmerz erschafft, nicht die Situation oder die Person. Du akzeptierst die Vorstellung, dass die Angst, die dein Ego um dich hat, in einer Situation deine Wahrnehmung und deine Reaktion beeinflusst.

Hier nun zusammengefasst, was sich bei uns allen abspielt:

- Eine Wunde wird aktiviert, wir empfinden Schmerz;
- Im Bruchteil einer Sekunde lassen wir die *Maske* die Oberhand gewinnen, weil wir meinen, so weniger leiden zu müssen;
- Unser Ego weiß nicht, dass das reaktive Verhalten der *Maske* viel Unzufriedenheit und Missbehagen in unserem Innern und unserem Umfeld hervorruft;
- Um den Heilungsprozess zu aktivieren, müssen wir so schnell wie möglich erkennen, dass wir nicht mehr wir selbst sind;

- Anschließend sind wir imstande, die aktivierte Wunde zu beobachten in dem Wissen, dass es normal und menschlich ist, Wunden zu haben;
- Der folgende Schritt besteht darin, zu *Canta* zu sprechen, um ihm zu danken, dass es uns helfen wollte, und um es zu beruhigen, indem wir bekräftigen, dass wir jetzt wagen, so zu sein, wie wir sein wollen;
- Wir stellen dann jegliches reaktive Verhalten ein und unser Herz ist wieder im Frieden.

Erst durch Akzeptanz und dadurch, dass du die Verantwortung übernimmst, kannst du dieses Stadium des Beobachtens erreichen. Dann fällt es dir leicht, mit *Canta* zu sprechen – der Beweis, dass du in der Lage bist, deine Wunde richtig zu beobachten. Noch einmal zur Erinnerung: Jedes Mal, wenn du das Wort *Canta* liest, solltest du es lieber durch den Namen ersetzen, den du deinem eigenen Ego gegeben hast.

Im Lauf der Lektüre hast du festgestellt, dass wir oft von unserem Ego gesteuert werden und unaufhörlich von einer Maske zur nächsten wechseln. Die Wunden werden jedoch nicht alle im selben Ausmaß aktiviert.

Je ausgeprägter Anklage und Verurteilung sind, umso ausgeprägter sind auch der Schmerz und die Ängste.

Wenn eine Situation oder ein Mensch heftige Reaktionen in dir hervorruft und du es schaffen willst, die Wunde zu beobachten, ohne zu leiden, dann solltest du echte Vergebung erlernen. Sie wird in diesem Kapitel erklärt.

Einige der bisher genannten Beispiele betreffen nicht den tiefen Schmerz, der lange wehtut. Bevor ich erkläre, wie man mit

Canta sprechen muss, wollen wir einige Beispiele noch einmal aufgreifen. Wir beginnen mit der Kritik anderer.

- *Hast du gesehen, wie dick sie geworden ist? Hat die keinen Spiegel zu Hause? (ICH würde MICH ja nie so gehen lassen. Ich bin disziplinierter als sie.)*
- *Er redet ununterbrochen, beansprucht die ganze Zeit für sich. Merkt er denn nicht, dass die anderen auch etwas sagen wollen? (ICH bin zurückhaltender und achte mehr auf die Bedürfnisse der anderen.)*
- *Was hat dieser Trottel auf der Straße zu suchen? Er hat mich geschnitten und ist mir fast reingefahren. Wieso hat so jemand überhaupt einen Führerschein? (ICH fahre viel besser, ICH würde so etwas niemals tun.)*
- *Die Ärmste hat immer mehr Probleme. Sie wird immer mehr zum Opfer. (ICH nehme mein Leben in die Hand, ICH habe es nicht nötig, mit Problemen die Aufmerksamkeit auf MICH zu lenken. ICH nutze die anderen nicht so aus wie sie.)*
- *Es steht mir bis obenhin, dass ich mich dauernd wiederholen muss. Ich habe mich doch wohl klar und deutlich ausgedrückt! (ICH höre besser zu, ICH bin aufmerksamer und habe eine schnellere Auffassungsgabe.)*

Wenn du dich in einer solchen Reaktion wiedererkennst, zeigt das an, dass du dich kontrollierst, um nicht so zu sein wie diejenigen, die du kritisierst. Solltest du doch einmal wie diese Leute sein, würdest du dich kritisieren und dich nicht akzeptieren.

Hier noch die Beispiele dafür, wie andere dich kritisieren:

- *Dieses neue Gericht, das du gekocht hast, schmeckt nach nichts. (Da haben wir's, ICH BIN eine schlechte Köchin.)*
- *Die Mutter meines Freundes kritisiert ihn nicht ständig. (ICH BIN eine schlechte Mutter.)*

  Der Vater meines Freundes nimmt sich Zeit, um mit ihm zu spielen. (ICH BIN ein schlechter Vater.)

182

- Jetzt machst du schon zum dritten Mal denselben Fehler. Wie oft muss das noch passieren, damit du es endlich verstehst? (ICH BIN eine Niete, ein Nichtsnutz.)

Und zum Schluss noch die Beispiele dafür, wie du dich selbst kritisierst:

- Schon wieder habe ich die Geduld mit den Kindern verloren! Wann werde ICH endlich toleranter?
- Dieses zweite Stück Kuchen hätte ICH MIR wirklich sparen sollen! Wann schaffe ich es endlich, mehr Willenskraft aufzubringen?
- ICH hoffe, mein Mann merkt nicht, dass ICH den Abwasch noch nicht gemacht habe. Ich bin so desorganisiert.
- Warum bin ICH nicht genauso hübsch wie meine Schwester? Es ist nicht gerecht.

Wenn der Kommentar oder die Anklage in solchen Situationen nicht lange anhält, wenn du ihn vergleichsweise mühelos vergisst, dann wurde die Wunde nur leicht aktiviert. Dann genügt es, so zu *Canta* zu sprechen: *Da bist du ja,* Canta, *und schon wieder willst du mir auf deine Weise helfen. Ich weiß, deine Absicht ist, mich zu unterstützen, in allem perfekt zu sein. Ich weiß auch, du willst mir ersparen, dass ich leide, wenn ich diesen Grad der Perfektion nicht erreiche. JETZT bin ich bereit, jede wie auch immer geartete Konsequenz zu tragen, wenn ich nicht so perfekt bin. Ich möchte die Erfahrung machen, mir zuzugestehen, ein Mensch mit Stärken und Schwächen zu sein. Darum danke ich dir für deine Hilfe und gebe dir frei. Du kannst dich ausruhen und mich dabei beobachten, wie ich von jetzt an meine Entscheidungen allein treffe.*

Wenn du diesen neuen Ansatz ein paar Wochen lang anwendest, wirst du feststellen, dass *Canta* immer empfänglicher wird und sich immer seltener aufdrängt. Seine Einmischung dauert auch nicht mehr so lange.

Das Wichtigste bei deinen Gesprächen mit *Canta* ist: Es muss SPÜREN, DASS DU ES AKZEPTIERST – AUCH WENN ES DIR OFT ANGST MACHT UND DEINE WAHREN BEDÜRFNISSE NICHT KENNT. Es muss insbesondere das Gefühl haben, dass du seine gute Absicht wirklich würdigst.

Die zusätzlichen Schritte der Vergebung

In Situationen, die sich wiederholen und an denen eine andere Person beteiligt ist, verstärkt sich dein Zorn unter Umständen jedes Mal und der Schmerz wird von Mal zu Mal intensiver und anhaltender. Das weist darauf hin, dass die Situation und die betreffende Person eine Wunde tief berühren. Du musst dann einen umfassenderen Blickwinkel einnehmen, um die Wunde beobachten zu können.

Wahre Vergebung wird in den meisten meiner Bücher, Seminaren und Vorträgen erwähnt, denn sie ist essenziell, um eine Situation vollständig umzukehren. Ihre positive Wirkung grenzt an ein Wunder. Bei *Écoute Ton Corps* haben wir das Glück gehabt, tausende Berichte zu hören, und konnten feststellen, wie positiv Vergebung sich auf die körperliche, emotionale und geistige Heilung auswirkt. Darum ist es für mich immer wieder ein Vergnügen, die sieben Schritte der Vergebung zu wiederholen, die Bestandteil unserer Lehren sind.

1)
Gefühle und Anklagen erkennen

Dieser Schritt wird in Kapitel acht beschrieben. Es geht darum, zu erkennen, welche Wunde aktiviert worden ist.

2)
Deine Verantwortung übernehmen

Dieser Schritt wird in dem Moment ausgeführt, wenn du die Angst um dich entdeckst, die von deinem Ego aufrechterhalten wird, und wenn du erkennst und zugibst, dass diese Angst die Wirklichkeit entstellt hat. Auch wegen ihr hattest du in der betreffenden Situation Erwartungen an einen Menschen. **Verantwortlich sein bedeutet, du gibst zu, dass niemand auf der Welt in deinem Leben ist, um deinen Erwartungen gerecht zu werden, und dass diese Erwartungen in deiner mangelnden Selbstliebe begründet sind.** Für den Schritt der Verantwortung brauchst du möglicherweise eine gewisse Zeit. Nur nicht aufgeben, dein Herz will es schaffen! Je ausgeprägter die Wunde ist, umso mehr hat dich das Ego im Griff und umso mehr Bemühung ist erforderlich, um die Situation mit den Augen deines Herzens zu sehen.

3)
Dich mit dem anderen versöhnen

Nun, da du die Angst in dir spüren konntest und deine Erwartungen erkannt hast, ist der Schritt der Versöhnung leichter. Der Spiegel ist das Mittel *par excellence,* damit dies gelingt. Wahrscheinlich kennst du diese Methode bereits, die wir seit über dreißig Jahren lehren, aber ich habe es mir zur Aufgabe gemacht, sie so oft wie möglich zu wiederholen. Schon oft habe ich Menschen gesehen, die davon überzeugt waren, diese Methode richtig zu praktizieren, nur um nach mehreren Jahren zu entdecken, dass sie einige Schritte falsch interpretiert hatten. Natürlich liegt das am Ego, das ihnen ein Schnippchen geschlagen hat, denn es hat schreckliche Angst, zu verschwinden, wenn die Betreffenden alle empfohlenen Schritte tatsächlich ausführen.

Um dir zu helfen, die Spiegel-Methode besser zu erfassen und zu verinnerlichen, wenden wir uns noch einmal den bereits weiter oben zitierten Beispielen zu:

• *Es steht mir bis obenhin, dass ich mich dauernd wiederholen muss. Ich habe mich doch wohl klar und deutlich aus-*

gedrückt! (ICH höre besser zu, ICH bin aufmerksamer und habe eine schnellere Auffassungsgabe.)

Angenommen, Marie kann es einfach nicht mehr ertragen, ihrer Tochter Lucie immer alles zweimal sagen zu müssen. Marie glaubt fest, dass ihre Tochter oft nur so tut, als höre sie nicht oder habe vergessen, was ihre Mutter gesagt hat, weil sie in eine Trotzreaktion verfällt. Lucie reagiert auf ihre Mutter und findet sie sehr ungerecht, weil diese mehr Ansprüche an sie stellt als an ihren Bruder.

Um, wie weiter oben erklärt, den ersten Schritt der Vergebung zu tun, ist es besser, dass Marie sich hinsetzt, sich entspannt, ruhig atmet und etwas Wasser trinkt. Anschließend fragt sie sich, wie sie sich fühlt, was sie ihrer Tochter in ihrer Art zu SEIN vorwirft, welche Befürchtungen sie für sich selbst hegt; und sie schreibt auf, was ihr in den Sinn kommt.

Nachdem sie ihre Antworten notiert und sich die Zeit genommen hat, ganz bewusst wahrzunehmen, was in ihr vorgeht, wendet sich Marie dem folgenden Schritt zu. Sie übernimmt ihre Verantwortung, indem sie die Tatsache akzeptiert, dass ihre Gefühle und ihre Angst von den Erwartungen hervorgerufen werden, die sie an ihre Tochter hat. Verantwortlich sein heißt zugeben, dass ihre Tochter ihr das spiegelt, was in ihr ist, was zu ihr gehört. Würde sie sich selbst im Spiegel betrachten und feststellen, dass sie Pickel hat, dann wüsste sie, dass diese nicht zum Spiegel gehören, sondern zu ihr.

Warum braucht Marie einen Spiegel? Weil ihr Ego sie daran hindert zu sehen, dass sie manchmal wie ihre Tochter ist, dies aber nicht akzeptiert. Das Ego ist davon überzeugt, das einzige Mittel, um nicht zu leiden, bestünde darin, inakzeptable Zustände nur bei anderen zu sehen, nicht bei sich selbst.

Die Spiegel-Methode kann nur mit Vorwürfen auf der Ebene des Seins durchgeführt werden. Nehmen wir einmal an, in dem Beispiel verhielte sich Marie so:

a) Sie beschuldigt ihre Tochter, *ungerecht, egoistisch und nicht dankbar zu sein für das, was die Mutter für sie getan hat.*

b) Sie fühlt sich *abgelehnt, nicht wertgeschätzt, nicht geliebt.*

c) Sie hat Angst, *als schlechte Mutter und bösartige Frau etc. zu gelten.*

d) Sie erkennt, dass sie von ihrer Tochter in sehr hohem Maße erwartet, diese solle ihr ihre Liebe beweisen.

Nur dadurch, dass sie ihre Verantwortung übernimmt, kann Marie erkennen, dass Lucie sie derselben Dinge beschuldigt und in dieser Situation in gleicher Weise um sich selbst fürchtet. Sie kann dann erkennen, dass auch ihre Tochter Erwartungen hat und so reagiert, weil ihre Erwartungen nicht erfüllt werden.

Um diesen Schritt der Versöhnung erfolgreich zu bewältigen, muss Marie sich in ihre Tochter hineinversetzen können und wirklich spüren, was in Lucie vorgeht. Dadurch, dass Marie ihr Herz öffnet, kommt sehr viel Mitgefühl mit Lucie in ihr auf. Dann kann sie schreiben: *Ich weiß jetzt, dass Lucie mir vorwirft, ich sei ungerecht, egoistisch und nicht dankbar für all das, was sie für mich getan hat. Ebenso wie ich, fühlt sie sich abgelehnt, nicht wertgeschätzt und ungeliebt. Auch ihre Erwartungen sind nicht erfüllt worden, denn sie fürchtet, als schlechte Tochter und böses Mädchen verurteilt zu werden.*

Ich weise darauf hin, dass diese Spiegel-Methode sehr subtil ist und du auf die Fallen deines Egos achtgeben solltest. Sagst du jemandem, dir sei klar geworden, dass er dein Spiegel ist, dann ist es wichtig, nicht darauf zu hoffen, dass die betreffende Person dich ebenfalls für ihren Spiegel hält. Diese Übung ist für DICH ganz allein. Die betreffende Person ist in dein Leben gelangt, damit DU dich durch sie siehst, nicht umgekehrt.

4)
Dir selbst verzeihen

Das ist der wichtigste Schritt – er garantiert, dass du nie wieder eine solche Situation in dieser Weise mit diesem Menschen erlebst. Dieser Schritt ist so wunderbar, dass wir die störende Situation selbst dann, wenn sie sich noch einmal so ergibt, anders einschätzen und erleben – als nicht leidvoll. Warum? Weil wir sie dann mit den Augen des Herzens sehen und nicht mit denen unseres Ego und unserer Wunde.

Damit dieser Schritt gelingt, braucht Marie sich nur das Recht zuzugestehen, ihrer Tochter böse gewesen zu sein, denn nun weiß sie, dass dies in ihrer Angst und ihren nicht erfüllten Erwartungen begründet war. Außerdem muss sie sich eingestehen, dass sie, da ihre Wunden nicht geheilt sind, mitunter wie Lucie ist, die sie so sehr beschuldigt hat. In diesem Beispiel waren die Wunden der Ablehnung und der Ungerechtigkeit bei Marie und Lucie aktiv. Sie trugen also ihre Masken des *Flüchtenden* und des *Starren*.

Marie akzeptiert, menschlich zu sein und Wunden zu haben, die leicht aktiviert werden. Sie gibt zu, dass sie die Liebe ihrer Tochter sucht, weil sie sich selbst nicht genug liebt. Je mehr sie lernt, sich selbst zu lieben und zu akzeptieren, dass sie, gemessen an den Erwartungen ihrer Tochter, nicht immer eine gute Mutter ist, umso weniger wird sie von ihr erwarten.

Dagegen ist sich selbst akzeptieren nicht unbedingt leicht, und zwar hauptsächlich aus folgendem Grund: Wenn wir unsere Verantwortung übernehmen – wenn uns also klar wird, dass der andere ebenso leidet wie wir –, kann dadurch unsere Wunde der Ablehnung ausgelöst werden. Und *Canta* könnte Marie einflüstern: *Du bist keine gute Mutter. Du hast deine Tochter so beschuldigt, obwohl du genauso bist wie sie. Lucie hat wirklich allen Grund, dich abzulehnen. Warum hast du nicht schon früher verstanden, dass sie genauso gelitten hat wie du? Warum hast du nicht erkannt, dass sie da ist, um dir widerzuspiegeln, wie du bist? Du bist wirklich eine Niete! Eine schlechte Mutter!* Wenn Marie so fortfährt und ihre Maske des *Flüchtenden* behält, geht es ihr schlecht. Sie kann dann weder die Schritte der Vergebung zu Ende gehen noch mit ihrer Tochter sprechen. Ihr Ego wird gute Gründe dafür finden, dass sie ihr Vorhaben nicht fortsetzt.

Es ist wichtig, dass Marie ihre Menschlichkeit anerkennt, ihre Wunden und Ängste, und dass sie sich die Zeit zugesteht, die sie braucht, um diesen Schritt und alle folgenden Etappen abzuschließen. Nach und nach wird es ihr dann gelingen, Mitgefühl für das kleine Mädchen in sich aufzubringen, das Angst hat, nicht geliebt zu werden, und darunter leidet. Wenn sie spürt, dass ihr diese Angst schon seit langem innewohnt, gibt sie sich damit aber nicht etwa eine Entschuldigung, dass sie Lucie so behandelt hat, sondern sie weiß im tiefsten Innern, dass sie nicht anders kann, solange ihr diese große Angst nicht bewusst ist.

5)
Den Zusammenhang mit einem Elternteil herstellen

Dieser Schritt vervollständigt den vorhergehenden, denn er hilft Marie, besser zu spüren, wie das kleine Mädchen in ihrem Inneren leidet. Der Zusammenhang bzw. die Verbindung muss mit dem Elternteil hergestellt werden, der am Ursprung der Wunde ist und dasselbe Geschlecht hat wie der Mensch, mit dem man eine leidvolle Situation durchlebt. Marie kann also in ihrem Fall ableiten, dass die Unstimmigkeit mit ihrer Tochter ihre Wunden der Ablehnung und der Ungerechtigkeit weckt, die mit ihrer eigenen Mutter in Zusammenhang stehen. Wenn sie imstande ist zu spüren, wie viel Angst sie selbst hatte, von ihrer Mutter abgelehnt und nicht geliebt zu werden, wird sich ihr Herz noch mehr öffnen. Danach weiß Marie, dass sie mit ihrer Mutter dasselbe Leid durchgemacht hat wie mit ihrer Tochter Lucie. Hier kannst du das berühmte Lebensdreieck wiedererkennen, das im ersten Kapitel erklärt wurde.

Mit großer Wahrscheinlichkeit hat Maries Mutter denselben Schmerz in der Beziehung zu ihrer Mutter – Maries Großmutter empfunden. Solange wir nämlich nicht wirklich vergeben haben – das heißt, solange noch kein bedingungsloses Akzeptieren stattgefunden hat –, wiederholt sich dasselbe Problem von Generation zu Generation, weil es von nicht verheilten Wunden verursacht wird. Es sind immer dieselben Anklagen, dieselben Gefühle, dieselben Ängste und dieselben Erwartungen.

Wenn das Herz Maries sich bei jeder Etappe ein wenig mehr öffnet, wird sie so sehr von einem immensen Gefühl der Befreiung und der Dankbarkeit durchdrungen, dass sie vor Glück weinen könnte, so wunderbar ist es, sich selbst zu vergeben.

6)
Der Wunsch, unsere Erkenntnisse zu äußern

Ich rate unbedingt dazu, dass wir unsere Erkenntnisse äußern sollten. Dadurch können wir prüfen, ob wir uns selbst wirklich vergeben haben.

Im Beispiel von Marie visualisiert sie, wie sie ihrer Mutter und ihrer Tochter alles erzählt, was sie durch die unangenehmen Situationen, die sie mit ihnen erlebt hat, über sich selbst herausgefunden hat.

Canta könnte sich dem entgegenstellen und sagen: *Nein, bloß nicht, sag ihnen das alles nicht, sie werden es nicht verste-*

hen. Sie wissen nicht, was wahres Vergeben ist, und wollen dir wahrscheinlich nicht zuhören. Sie könnten sich sogar gegen dich wenden und dir sagen, es sei deine Schuld gewesen, nicht ihre. Sie sagen bestimmt, dass sie eine solche Angst nicht haben und dass das ausschließlich deine Angelegenheit sei; sie hätten damit nichts zu tun.

Dieser Widerstand zeigt, dass Marie sich selbst noch nicht vergeben hat. Die Wunde der Ablehnung hat sie im Griff, weshalb Marie immer noch zulässt, dass ihr Ego sie beeinflusst, die Maske des *Flüchtenden* zu tragen. Statt ihre Ängste und Wunden anzunehmen, macht Marie sich deswegen Vorwürfe und glaubt weiterhin, sie trage die Schuld daran, dass sie ihre Tochter und ihre Mutter verletzt hat, wie beim vierten Schritt erwähnt.

In den Seminaren, die wir bei *Écoute Ton Corps* anbieten, beobachten wir oft eine weitere Form des Widerstands bei den Teilnehmern angesichts der Vorstellung, ihre Erkenntnisse zu äußern. *Warum soll ich denn der betreffenden Person direkt gegenübertreten? Geht das nicht schriftlich oder per Telefon?* In der Tat ist es so: Wenn wir uns selbst wirklich verziehen haben, dann sind wir so glücklich, dass wir es kaum erwarten können, anderen davon zu erzählen.

So lange eine Form des Widerstands da ist, der im Allgemeinen eine unbewusste Angst anzeigt, können wir daraus schließen, dass wir nur partiell vergeben haben. Du solltest dich daher vergewissern, dass alle Etappen auch wirklich abgeschlossen sind, bevor du zum letzten Schritt übergehst – das ist wichtig. Ich wiederhole: Es ist ganz normal und menschlich, dass einige Schritte dir Schwierigkeiten bereiten. Das Wichtigste ist, dass du dich selbst genug liebst, um dir das Recht zuzugestehen, dir bei jeder Etappe ausreichend Zeit zu nehmen. Die Entscheidung, wirklich vergeben zu wollen, zeugt von immensem Fortschritt und die damit einhergehenden Schwierigkeiten sind darauf zurückzuführen, dass diese Entscheidung dem, was das Ego will, entgegensteht. Daher ist es auch so wichtig, zu prüfen, wie du dich bei der Vorstellung fühlst, der betreffenden Person mitzuteilen, was du durch diese unerwünschte Situation zwischen euch beiden in dir entdeckt hast.

7)
Die Person aufsuchen, um dich ihr mitzuteilen

Entweder Marie teilt ihrer Tochter und ihrer Mutter gleichzeitig mit, was sie herausgefunden hat, oder sie trifft sie jeweils einzeln. Sie kann ihnen sagen, dass sie ihnen von etwas sehr Angenehmem erzählen möchte, von einer schönen Lebenslektion, die sie soeben durch die beiden erhalten hat. Um sich zu äußern, kann sie die Technik des Spiegels zu Hilfe nehmen und anschließend davon sprechen, dass sie zwischen ihrer Tochter und ihrer Mutter einen Zusammenhang bzw. eine Verbindung herstellen konnte.

Wenn du diese Schritte durchläufst, solltest du mit der betreffenden Person überprüfen, ob auch sie bereits dieselbe Angst an sich festgestellt hat. Wenn du das Gefühl hast, dass sie dafür empfänglich ist, kannst du sie weiterhin über ihre Erfahrungen sprechen lassen und sie fragen, ob sie dir dieselben Dinge vorgeworfen hat und ob es ihr genauso ging wie dir.

Will sie aber nicht über das sprechen, was sie durchlebt und empfindet, beharre nicht weiter darauf. Dass du dich mitteilst, ist ein wichtiger Schritt nur für dich allein. Es ist die letzte Etappe, die dir hilft, tief in dir zu erkennen, ob du dir selbst vergeben hast.

Natürlich sind wir froh bei der Vorstellung, dass jemand zur gleichen Zeit wie wir etwas über sich herausfindet und dass der Austausch darüber dem Betreffenden hilft, mit sich selbst Frieden zu schließen. Das soll jedoch nicht das Ziel unserer Kommunikation mit ihm sein. Wenn der Betreffende nicht darüber sprechen will, liegt das oft daran, dass er zu aufgewühlt oder zu unbeholfen ist, um sich auszudrücken. Wir sollten frei von Erwartungen sein. Auch seine Vergebungsarbeit wird sich nach und nach vollziehen, bewusst oder nicht.

Die positiven Auswirkungen der wahren Vergebung

Wenn wir uns selbst vergeben, wird als positive Wirkung unsere Beziehung zu der betreffenden Person sehr viel besser. Wir entdecken sie aus einer neuen Perspektive. Wir können nun viele gute Eigenschaften an ihr finden, die wir wegen unserer Beschuldigungen vorher nicht gesehen hatten, und spüren kein inneres Unbehagen mehr bei dem Gedanken, mit ihr zusammenzusein und zu sprechen.

Ein weiterer positiver Effekt ist der, dass du deine natürliche Energie wiederfindest, weil du nicht mehr zulässt, dass dein Ego sich gegenüber deinem Herzen durchsetzt. Diese Energie war jedes Mal, wenn du eine Maske angelegt hast, blockiert. Weil sie nicht mehr zirkulieren konnte, musstest du aus deinen Reserven schöpfen. Doch nun steuerst du dein Leben selbst und entdeckst, wie glücklich es macht, wenn du deine Energie dazu nutzen kannst, deine Wünsche und Bedürfnisse zu erfüllen.

In unserem Beispiel musste Marie Mut und Demut aufbringen, um ihrer Mutter und ihrer Tochter zu vergeben, doch das Ergebnis ist so, dass sie Lust hat, dasselbe bei weiteren Gelegenheiten noch einmal zu tun. Sie hat Balsam auf ihre Wunden der Ablehnung und der Ungerechtigkeit aufgetragen und das trägt zur Verkleinerung der Wunden bei.

Das gilt für uns alle, wenn wir auf unsere Bedürfnisse hören. Jede kleine oder große Entscheidung, die wir von Herzen treffen, bewirkt eine Verringerung unserer Wunden. Jeder Akt der Liebe zu uns selbst verleiht uns wieder neue Energie und nimmt eine Last von uns.

Ich für meinen Teil stelle mir die Überzeugungen, die ich *Mouchette* erlaube, gerne als Gewichte vor, als kleine und große Felsbrocken in einem Sack, den ich an einer Kette um meinen Leib hinter mir herziehe. Man sagt ja auch, dass all unsere Ängste und Überzeugungen uns einengen, gefangen halten, fesseln.

Nun, da du deinen Ängsten immer besser gegenüberzutreten vermagst und ihr Vorhandensein akzeptierst, sie aber nicht dein Leben steuern lässt, stell dir vor, dass du deinen Sack leerst und die Felsbrocken ausschüttest. Du verlierst immer weniger Energie dadurch, dass du diese Last hinter dir her ziehen musst, und die zurückgewonnene Energie steht dir zur Verfügung, um dich selbst zu lieben und deine Bedürfnisse zu befriedigen.

Die positiven Auswirkungen
der allmählichen Heilung der Wunden

Körperliche Veränderungen

In dem Maße, wie deine Wunden kleiner werden, wirst du auch körperliche Veränderungen an dir feststellen. Bei manchen geschieht das ganz schnell. Schon mehrmals konnte ich beobachten, wie sich solche Veränderungen im Verlauf eines zweitägigen Seminars vollzogen. Eine Person, deren Taillenumfang sich um mehrere Zentimeter verringerte, eine andere, die eine aufrechtere Haltung annahm, eine weitere, die ihre natürliche Stimme wiederfand und die kaum vernehmbare Stimme des Flüchtenden durch sie ersetzte, etc.

Für die meisten dagegen ergeben sich die Veränderungen nach und nach. Hier einige Beispiele von Klienten, die uns, nachdem sie ein Jahr oder länger an sich gearbeitet hatten, von ihren Veränderungen berichteten.

• Mehrere Männer verloren an Schulterumfang und erhielten dadurch einen ausgewogeneren Körper; dasselbe gilt für Frauen, die ihren Hüft- und Beckenumfang verringern konnten (Wunde des Vertrauensbruchs).

- Einige Frauen bemerkten, dass ihre Füße ein oder zwei Schuhnummern länger wurden. Sie fühlen sich besser in der Erde verankert (Wunde der Ablehnung).
- Einige Frauen haben festere Brüste oder ein festeres Gesäß (Wunde des Verlassenwerdens).
- Der Penis einiger Männer vergrößerte sich (Wunde der Ablehnung).
- Manche wurden beweglicher in den Gelenken (Wunde der Ungerechtigkeit).

Hier einige Veränderungen, die ich persönlich seit einigen Jahren bei mir feststelle:

- Vorher musste ich Hosen und Röcke eine Nummer größer nehmen als Oberkörperbekleidung (Wunde des Vertrauensbruchs). Jetzt haben Ober- und Unterkörper dieselbe Kleidergröße.
- Eine Brust war viel kleiner als die andere (Wunde der Ablehnung). Jetzt sind sie gleich.
- Meine Haare sind fester und dichter (Wunde des Verlassenwerdens).
- Meine Knochenmasse hat zugenommen, statt abzunehmen (Wunde der Ablehnung), wie normalerweise bei Menschen fortgeschrittenen Alters.
- Die eingezogene Haltung der Wunde der Ablehnung im oberen Brustbereich ist verschwunden.

Denke dagegen daran, dass es wichtig ist, keine Erwartungen in Bezug auf körperliche Veränderungen zu hegen. Es gibt keinen „Trick", um sie herbeizuführen. Sie stellen sich von ganz allein ein und du musst deinem Körper vertrauen, dass er fähig ist, seinen natürlichen Zustand allein zurückzuerlangen.

Wichtig ist nur, dass du dich immer besser in deinem Körper fühlst. Die Verringerung deiner Wunden wird dir nicht unbedingt durch körperliche Veränderungen angezeigt, sondern dadurch, wie du dich fühlst. Mir ist aufgefallen, dass Menschen, die von Natur aus körperbetonter sind, offenbar mehr sichtbare Veränderungen aufweisen als andere. Letztere stellen eher weniger offenkundige Veränderungen fest, zum Beispiel des Verdauungssystems, des Herzens, der Lunge etc.

Wunden, die miteinander verbunden sind
Im Lauf der Jahre ist mir bewusst geworden, dass wir sehr häufig etwas unternehmen, um unsere Wunden des Vertrauensbruchs und der Ungerechtigkeit zu verkleinern, die am besten erkennbar sind. Infolgedessen schwächen sich gleichzeitig auch die Wunden des Verlassenwerdens und der Ablehnung ab, denn sie sind immer hinter den beiden anderen vorhanden.

Der Grund, weshalb die meisten älteren Menschen mit den Jahren rundlicher und kleiner werden, liegt darin, dass sie nicht genug an ihren Wunden des Verlassenwerdens und der Ablehnung gearbeitet haben. Diese drängen wieder an die Oberfläche und treten mit fortschreitendem Alter stärker in den Vordergrund als die Wunden des Vertrauensbruchs und der Ungerechtigkeit. Hier haben wir eine ausgezeichnete Motivation, zu lernen, uns selbst zu lieben und im Lauf unseres Lebens wieder wir selbst zu werden. So können wir weiterhin ein aktives Leben führen, selbst wenn wir älter werden.

Die Wunden verschwinden
Oft werde ich gefragt, wie lange es dauert, bis man keine Wunden mehr hat oder wie ein Körper ohne Wunden aussieht. Solange wir am Leben sind, empfinden wir Gefühle und Ängste, die mit unseren Wunden zusammenhängen. Wir sollten jedoch alle danach streben, uns nicht von ihnen steuern zu lassen.

Angenommen, dein Körper ist sehr aufrecht und fest, was auf eine Wunde der Ungerechtigkeit hinweist: Wenn du gar nicht oder nur sehr wenig an dir arbeitest, wird dein Körper mit fortschreitendem Alter Beschwerden und Krankheiten entwickeln, die von seiner Starre herrühren, zum Beispiel Arthritis oder steife Knie oder Beine. Alle Gelenke versteifen sich zunehmend. Zudem könnte dir Verstopfung zu schaffen machen.

Unternimmst du aber verschiedene Dinge, die dir helfen, nicht so oft die Maske des *Starren* zu tragen, dann kannst du dich glücklich schätzen und feststellen, dass die oben erwähnten Probleme nicht auftreten oder – falls sie bereits aufgetreten sind – wieder verschwinden.

Wahrscheinlich hast du dennoch weiterhin eine aufrechte, feste Haltung, das liegt in der Natur des *Starren.* Es ist jedoch nicht mehr jene unnormale Starre, die bei einem zu rigiden, verschlossenen Menschen wahrnehmbar ist.

Dieses Prinzip gilt für alle Wunden. So bleibt ein übergewichtiger Mensch, dessen Korpulenz mit der Wunde der Demütigung zusammenhängt, vielleicht mollig, obwohl er an dieser Wunde arbeitet. Er fühlt sich dabei aber wohl in seiner Haut und hat keine körperlichen Probleme wegen seines Gewichts. Auch sollten wir nicht vergessen, dass die Werte des „Normalgewichts" ursprünglich von Versicherungsgesellschaften festgelegt wurden.

Was wir als *normal* betrachten, wurde von Menschen festgelegt. Es ist nicht zwangsläufig für jeden *natürlich.*

Dicke oder Mollige sind unter Umständen sehr agil, haben viel Energie und führen ein Leben, das ihren Bedürfnissen gut gerecht wird. Sie gestehen sich Sinnesgenüsse zu und ziehen schöne Kleidung an, die zu ihnen passt. Sie versuchen nicht, schlanker zu sein oder sich selbst etwas vorzumachen, sondern wählen bunte Farben, statt nur schwarz anzuziehen, und Kleidung in passender Größe, die nicht zu eng ist.

Verringerung der mit den Wunden einhergehenden Ängste
Fest steht, dass jeder Akt der Liebe, der eine Wunde abschwächt, recht ausgeprägte Veränderungen in unserer Art zu denken und zu handeln hervorruft. Im Allgemeinen merken es unsere Angehörigen vor uns. In meinem Fall sind es in der Regel meine Kinder und auch Klienten, denen ich bei meinen Seminaren begegne. So hat man mir beispielsweise gesagt, ich sei sanfter im Umgang mit den Teilnehmern geworden, obwohl mir selbst gar nicht aufgefallen war, dass ich meine Einstellung ihnen gegenüber geändert hatte. Solche Bemerkungen erfüllen unser Leben mit kleinen Glücksmomenten und bestätigen uns, dass es sehr wohl Veränderungen gibt, die sich allmählich vollziehen.

Auch hier ist es wichtig, keine Erwartungen zu haben, denn das wäre ein Hinweis auf Kontrolle. Dadurch, dass du so oft wie möglich alle Facetten deines Menschseins annimmst, manifestieren sich die Ergebnisse von selbst, ganz natürlich.

Dein Verhalten und deine Einstellung verbessern sich dank der Verringerung der Hauptängste jeder Wunde. Ich rufe nun diese Ängste noch einmal in Erinnerung und erläutere sie noch einmal:

Die Angst des Flüchtenden vor der Panik (Ablehnung)
Diese Angst empfindest du, wenn du meinst, du seist wirklich eine Niete und zu nichts nutze. Du hast dann das Gefühl, in einem schwarzen Loch zu stecken, ohne Lösung, und wirklich zu verschwinden, also aufzuhören zu existieren. Die erste Reaktion von *Canta* ist die, dich zur Flucht verleiten zu wollen. Alle Mittel sind ihm recht, zum Beispiel, dass du dich in eine Traumwelt flüchtest und wie gelähmt an Ort und Stelle aus-

harrst, dass du flüchtest, dich mit Alkohol, Drogen oder Medikamenten betäubst, schläfst, arbeitest etc.

Es ist normal, dass es dir schwer fällt, dir diese Angst einzugestehen, die wahrscheinlich bislang verdeckt war. Du kannst sie aber unmöglich sehen oder spüren, wenn du sofort fliehst, sobald Panik dich überfällt. Dann hast du nämlich nie genug Zeit, die große Angst vor der Panik zu spüren.

Je mehr eine Angst verdeckt ist, umso mehr weitet sie sich aus, bis zu dem Tag, an dem die betroffene Person an ihre Grenzen stößt.

Statt von deiner Angst übermannt zu werden, gelingt es dir durch die Heilung deiner Wunde der Ablehnung, die folgenden Etappen in immer größerer Geschwindigkeit hinter dich zu bringen. Sie führen dich zu deinem **starken Bedürfnis, dir das Recht zu existieren zuzugestehen.**

- Beginne damit, dass du mehrmals tief durchatmest und, wenn möglich, etwas Wasser trinkst.

- Beobachte die dir innewohnende Angst. Dann wirst du erkennen, dass sie nicht real ist, sondern nur eingebildet. *Canta* ist es, das dich zu einer Reaktion verleitet, weil es glaubt, dir damit zu helfen, den Schmerz der Ablehnung nicht spüren zu müssen.

- Du sprichst ihm deinen Dank dafür aus, dass es dich schützen will. Ab jetzt, so fügst du hinzu, weißt du, dass die Angst, in Panik zu geraten, dich davon abhält, auf ein wichtiges Bedürfnis in deinem Leben zu hören; diesen Zustand möchtest du aber ändern und du fühlst dich auch bereit, die daraus resultierenden Konsequenzen zu tragen.

- Du schreitest zur Tat und beginnst, mehr auf dein Bedürfnis einzugehen – ein gutes Anzeichen dafür, dass du dich selbst liebst. Denk daran: Allein dadurch, dass du dir immer wieder selbst Liebe entgegenbringst, ist es dieser Liebe möglich, deine Wunden abzuschwächen.

Die Angst des Abhängigen vor der Einsamkeit (Verlassenwerden)

Du hast diese Angst, wenn du davon überzeugt bist, nicht geliebt zu werden und bei dem Gedanken, dich allein wiederzufinden, von einer großen inneren Traurigkeit und Furcht erfasst wirst. Als erste Reaktion will *Canta* dich dazu bringen, dass du alles nur Erdenkliche anstellst, nicht auf deine Bedürfnisse hörst, dir von denjenigen, die dir am Herzen liegen, alles gefallen lässt und nötigenfalls sogar krank wirst, um Aufmerksamkeit zu erhalten; und dass du deine Projekte aufgibst, wenn du nicht die Unterstützung oder den Beistand eines anderen erhältst.

Sehr wahrscheinlich spürst du diese Angst nicht, denn der *Kontrollierende* in dir kann ein unabhängiges Verhalten annehmen, um sich selbst weiszumachen, dass es ihm allein gut geht und er niemanden braucht. Vielleicht geht er auch aus, verbringt Stunden am Telefon oder erfüllt sein Bedürfnis nach Gesellschaft durch fernsehen, sobald er allein ist. Oft hat er Beziehungen, mit denen er sich nicht wohlfühlt, weil er das dem Gefühl der Einsamkeit vorzieht.

Dank der Heilung deiner Wunde des Verlassenwerdens lässt du dich nicht mehr von Angst überwältigen und kontrollieren und es gelingt dir immer schneller, die zuvor erwähnten Schritte abzuschließen (indem du sie an die Angst vor der Einsamkeit anpasst). Das führt dich zu deinem **starken Bedürfnis, deine Kraft anzuerkennen.**

Die Angst des Unterwürfigen vor der Freiheit (Demütigung)

Du spürst diese Angst, wenn du es wagst, dir die Freiheit zuzugestehen, Sinnesgenüsse voll auszukosten. Du schämst dich dann deiner Wünsche und Taten, hast den Eindruck, dass alle dich verurteilen, insbesondere Gott. Die erste Reaktion *Cantas* ist die, dich dazu zu bringen, auf die Bedürfnisse anderer einzugehen und dich unablässig für sie aufzuopfern, deine eigenen Bedürfnisse auszublenden und dir die Verantwortung anderer aufzuladen, zulasten deiner Freiheit.

Mit großer Wahrscheinlichkeit spürst du diese Angst nicht, denn du gaukelst dir vor, es stünde dir frei, anderen zu helfen oder auch nicht, und es sei deine Entscheidung. Du gibst dich auch häufig der Illusion hin, du tätest es gerne, hast jedoch vorher nicht geprüft, ob das auch tatsächlich der Fall ist. Deine Angehörigen können leichter als du sehen, dass du selten frei darin bist, auf deine eigenen Wünsche zu hören, wegen all der Verpflichtungen, die du dir auferlegst.

Durch die Heilung deiner Wunde der Demütigung lässt du dich nicht mehr von Angst überwältigen und kontrollieren und es gelingt dir immer schneller, die zuvor erwähnten Schritte abzuschließen. Das führt dich zu deinem **starken Bedürfnis, dir selbst den Genuss zuzugestehen, sinnlich zu sein.**

Die Angst des Kontrollierenden vor Trennung (Vertrauensbruch)

Diese Angst empfindest du, wenn die Gefahr irgendeiner Trennung, eines Bruchs besteht. Du glaubst, eine starke Persönlichkeit habe nicht das Recht, etwas oder jemanden loszulassen. Du fürchtest dann, die Kontrolle zu verlieren, als schwach verurteilt zu werden und das Vertrauen anderer zu verlieren.

In diesem Fall verleitet dich *Canta* als erste Reaktion dazu, alles zu tun, um die Kontrolle über einen anderen Menschen zu erlangen und, wenn möglich, zu lügen oder ihn zu beschuldigen, um dich selbst zu schützen. Es überzeugt dich davon, dass du das Recht hättest, ungeduldig, autoritär, skeptisch zu sein, da dein Schmerz von diesem Menschen verursacht wird. Es sagt dir, du müsstest unbedingt den Eindruck erwecken, dass du dich vor nichts und niemandem fürchtest und man sich auf dich verlassen kann.

Mit großer Wahrscheinlichkeit ist dir nicht bewusst, dass du diese Angst hast. Durch dein autoritäres, kontrollierendes Verhalten hast du entweder die anderen beschuldigt, sich von dir zu trennen, oder dich selbst davon überzeugt, im Recht gewesen zu sein, falls die Initiative für die Trennung von dir ausging. Um die Angst vor der Trennung nicht spüren zu müssen, kommt es häufig auch vor, dass du die andere Person manipulierst, dass sie die Initiative zur Trennung ergreift, obwohl ursprünglich du es warst, der sich trennen wollte.

Durch die Heilung deiner Wunde des Vertrauensbruchs lässt du dich nicht mehr von Angst überwältigen und kontrollieren und es gelingt dir immer schneller, die zuvor erwähnten Schritte abzuschließen. Das führt dich zu deinem **starken Bedürfnis, dir zuzugestehen, verletzbar zu sein.**

Die Angst des Starren vor der Kälte (Ungerechtigkeit)

Du spürst diese Angst, wenn du kritisiert wirst oder das Gefühl hast, kritisiert zu werden, wenn du selbst oder jemand anders dich bei einem Fehler ertappt. Die erste Reaktion *Cantas* besteht darin, dir zu sagen, dass du unzulänglich bist, schlecht gehandelt hast, dieses oder jenes hättest tun sollen etc. Anschließend hilft *Canta* dir, Entschuldigungen zu finden, die dein Verhalten rechtfertigen, und nimmt dir das Versprechen ab, in Zukunft nicht wieder so zu handeln. Du musst dein Möglichstes tun, um in den Augen anderer vollkommen und nett zu sein. Vor allem musst du deine Gefühle gut verbergen.

Als *Starrer* hast du möglicherweise Schwierigkeiten anzuerkennen, dass du Angst vor Kälte hast, denn du betrachtest dich als warmherzigen, liebenswerten, netten Menschen. Da du dich außerdem gut unter Kontrolle hast und deinen Zorn sehr gut verbergen kannst, glaubst du nicht, dass andere dich kalt finden könnten. Wenn du lächelst oder behauptest, alles sei in bester Ordnung, ist dir nicht klar, dass deine Augen und dein Körper dich verraten.

Durch die Heilung deiner Wunde der Ungerechtigkeit lässt du dich nicht mehr von Angst überwältigen und kontrollieren und es gelingt dir immer schneller, die zuvor erwähnten Schritte abzuschließen. Das führt dich zu deinem **starken Bedürfnis, deine Sensibilität zu zeigen und dir zu erlauben, Grenzen zu haben.**

Ich beende die Beschreibung der Hauptängste jeder Wunde damit, dass ich dir noch einmal die Theorie des Dreiecks in Erinnerung rufe. Sie besagt, dass deine Angst, andere auf eine bestimmte Weise zu behandeln, genauso groß ist wie die Angst, dass die anderen ebenso zu dir sind und auch du selbst so zu dir bist. Am Tag, an dem du imstande bist, diese Tatsache anzuerkennen und zu beobachten, dass du dieselbe Angst von drei Seiten aus durchlebst, weißt du, dass sie dabei ist, sich stark zu verringern.

Die Rückkehr zum natürlichen Zustand

Du wirst angenehm überrascht sein zu entdecken, dass du in dem Maße, wie die Wunden sich abschwächen, nach und nach zu einem natürlichen Zustand zurückkehrst und nicht mehr die Persönlichkeitsmerkmale verschiedener Masken annimmst. Deine Stärken und Talente, bis jetzt von deinen Ängsten unterdrückt, können an die Oberfläche gelangen.

Im Lauf unseres Lebens nehmen wir alle verschiedene Persönlichkeiten an, um geliebt zu werden, um den Erwartungen anderer wie auch unseren eigenen Erwartungen gerecht zu werden und weil wir fürchten, verletzt zu werden. Wir haben deswegen unsere Individualität aus den Augen verloren, also das, was wir wirklich sind, einschließlich unserer Stärken und Schwächen.

Darum kannst du dadurch, dass du akzeptierst, was du in jedem Augenblick bist, allmählich wieder du selbst werden.

> **Von unserem Herzen geleitet, kritisieren wir nicht mehr.**
> **Wir nutzen jede Erfahrung, um zu lernen,**
> **noch mehr zu lieben.**

Das also wirst du als Vergnügen haben, nach und nach zu lernen, wenn du dein Leben nicht mehr von deinem Ego steuern lässt.

ABLEHNUNG: Statt die Persönlichkeit des *Flüchtenden* anzunehmen, machst du die Erfahrung, das du sehr gut in der Lage bist, **effizient** zu sein. Du willst nicht mehr fliehen, hast keine Hemmungen mehr, deinen Platz einzunehmen, behandelst dich nicht mehr als Niete oder Nichtsnutz. Du entwickelst neue Verhaltensweisen und Einstellungen, die eher deinem natürlichen Wesen entsprechen.

- Du hast sehr viel Ausdauer und machst die Erfahrung, wie gut du imstande bist, viel zu arbeiten, ohne dass es dich in Stress versetzt.
- Deine natürliche Fähigkeit, zu kreieren, erfinden und imaginieren, entwickelt sich.
- Du bist zwar noch perfektionistisch, jedoch nicht mehr idealistisch. Statt dich wie besessen in eine Aufgabe zu verbeißen und sie mehrmals zu prüfen, gestattest du dir, dich auf eine einmalige Prüfung zu beschränken. Du bist in der Lage, dich gut zu fühlen, auch wenn du dich vielleicht einmal irrst oder ein Detail vergisst.
- Vor allem weißt du, dass du **nicht bist, was du tust.** Wenn du einen Fehler machst, glaubst du nicht mehr automatisch, dass du eine Niete BIST.

- Dasselbe gilt, wenn jemand anders dich kritisiert oder ignoriert. Du fühlst dich zwar einen Moment lang abgelehnt, erinnerst dich dann aber schnell daran, dass die Kritik mit dem in Beziehung steht, was du tust, nicht mit dem, was du bist.

- Dir wird das Vergnügen zuteil, die Welt zu entdecken, wie sie wirklich ist, denn du bist gegenwärtiger.

- Wenn du etwas erklären musst, dann fühlst du dich nicht mehr verpflichtet, viele Details anzugeben oder die Erklärungen mehrmals zu wiederholen, um dich zu versichern, dass der andere deine Idee nicht ablehnt.

- Dadurch, dass deine Angst, in Panik zu geraten, sich verringert hat, wird dein natürliches Talent, mit einer dringlichen Situation fertig zu werden, besser genutzt.

- Du bist immer besser in der Lage, dir selbst Komplimente zu machen, statt nur an deine Schwächen zu denken.

VERLASSENWERDEN: Statt die Persönlichkeit des *Abhängigen* anzunehmen, machst du die Erfahrung, das du sehr gut **unabhängig** sein kannst. Du baust nicht mehr auf die Liebe anderer, um dir zu beweisen, dass du liebenswert bist. Natürliche Verhaltensweisen und Einstellungen nehmen wieder ihren Platz ein.

- Du bist immer noch Experte darin, deine Forderungen zu stellen, doch tust du es ohne Klagen oder Erwartungen. Du weißt: Selbst wenn die andere Person das, was du willst, nicht erfüllt, heißt das nicht, dass sie dich nicht mag.

- Du denkst daran, zu unterscheiden, ob andere dir *gefällig sind* oder ob sie dich *lieben*.

- Daher fühlst du dich nicht verpflichtet, allen zu gefallen, um ihnen zu beweisen, dass du sie liebst. Du kannst dir also zugestehen, *Nein* zu sagen, ohne fürchten zu müssen, ihre Liebe zu verlieren. Wenn du *Ja* sagst, dann deswegen, weil du es wirklich willst, wobei du dir auf diese Weise erlaubst, frei von Erwartungen zu sein.

- Du setzt deine schauspielerische Gabe nicht mehr nur dafür ein, Aufmerksamkeit zu erhalten. Du weißt, wann es angebracht ist, sie einzusetzen.

- Wenn du Dinge erzählst, dann kannst du nach und nach das, was du sagst, vereinfachen und zusammenfassen, statt deine Erklärungen auszudehnen in der Hoffnung, so länger Aufmerksamkeit zu erhalten.

- Du kannst immer besser allein Entscheidungen treffen und brauchst die Zustimmung oder Unterstützung anderer nicht mehr.

- Wenn Menschen, die dir am Herzen liegen, nicht mit deinen Vorhaben einverstanden sind, weißt du, dass sie das Recht haben, nicht deiner Meinung zu sein oder nicht dasselbe zu wollen wie du. Insbesondere weißt du, dass sie dich lieben, selbst wenn sie nicht einverstanden sind.

- Du setzt dein großes künstlerisches Talent zu deinem Vergnügen ein, nicht dafür, die Aufmerksamkeit auf dich zu ziehen.

- Dir ist es zwar immer noch lieber, wenn andere bei dir sind, doch du kannst auch allein sein.

DEMÜTIGUNG: Statt die Persönlichkeit des *Unterwürfigen* anzunehmen, machst du die Erfahrung, das du sehr gut in der Lage bist, **sinnlich** zu sein. Du versuchst nicht mehr, deine Sinnlichkeit einzuschränken, und entwickelst Verhaltensweisen und Einstellungen die natürlicher für dich sind.

- Du erlaubst dir, mehr auf deine Bedürfnisse zu hören, denn du hast die natürliche Fähigkeit, sie zu erkennen.

- Du bist nach wie vor ein hilfsbereiter Mensch, kannst jedoch unterscheiden, wann es für dich gut ist, anderen zu helfen, und wann nicht.

- Du bist besser imstande, die Freiheit anderer zu respektieren und nicht mehr zu denken, du müsstest ihre Probleme regeln. Du nimmst dir die nötige Zeit, zu überprüfen, ob sie Hilfe wollen, bevor du etwas unternimmst.

- Wenn man dich um Hilfe bittet, überlegst du erst einmal, welche Bedürfnisse du selbst hast, bevor du *Ja* sagst. Du weißt, dass du dich nicht immer um andere zu kümmern und dir nicht deine persönliche Freiheit zu versagen brauchst.

- Deine neu erworbene Freiheit gibt dir das Recht, mit allen Sinnen zu genießen, in allen Bereichen deines Lebens.

- Du erlaubst dir, deine große Fröhlichkeit zu zeigen, die nur darauf wartet, sich zu äußern. Sie hilft, bestimmte Situationen zu deeskalieren und andere zum Lachen zu bringen, was deine Umgebung sehr zu schätzen weiß.

- Du kannst deinen rundlichen Körper akzeptieren und findest nach und nach ein Gewicht, das zu ihm passt, selbst wenn es nicht unbedingt als *normal* gilt.

- Du erlaubst dir eine schöne Liebes- und Sexbeziehung, ohne dich schuldig zu fühlen.

- Du fühlst dich zunehmend deiner selbst würdig und bist stolz darauf, so zu sein, wie du bist.

VERTRAUENSBRUCH: Statt die Persönlichkeit des *Kontrollierenden* anzunehmen, machst du die Erfahrung, wie gut du in der Lage bist, andere zu **leiten.** Du brauchst dir nicht mehr zu beweisen, wie stark du bist, um Kontrolle über deine Umgebung zu erlangen, sondern entwickelst natürlichere Verhaltensweisen und Einstellungen.

- Du bist ein Chef, der anderen nicht seine Standpunkte und Überzeugungen aufzwingt.

- Deine gewandte Art, wenn du öffentlich sprichst, dient dazu, anderen zu helfen, und nicht dazu, deine eigene Überlegenheit herauszustellen.

- Deine Talente als Vorgesetzter und deine natürliche Kraft sind anderen ein Beispiel, um ihre eigenen Talente zu entwickeln. Es fällt dir leichter, mit ihren Bedürfnissen in Kontakt zu kommen, statt darauf aus zu sein, dass sie sich nach deinen Bedürfnissen richten.

- Du bewahrst deine natürliche Fähigkeit, schnell Entscheidungen zu treffen, schaffst es aber auch, dir in bestimmten Situationen Zeit zum Nachdenken zu nehmen.

- Du bist in Gegenwart von Menschen, die nicht, wie du, mehrere Dinge gleichzeitig tun können, weniger ungeduldig und frustriert.

- Du bist stets in der Lage, dich mit Menschen zu umgeben, an die du Arbeit delegieren kannst. Dabei bist du jedoch besser imstande, ihnen zu vertrauen und vor allem zu akzeptieren, dass sie die Aufgabe auf ihre Art erledigen, die genauso effizient oder sogar noch effizienter sein kann als deine.

- Wenn du mit jemandem zu tun hast, der in einem bestimmten Bereich talentierter ist als du, dann ist das für dich kein Grund mehr zu denken, du seist schwach. Im Gegenteil: Du freust dich, etwas lernen zu können.

- Du bist in der Lage, deine Fehler und Irrtümer zuzugeben, und fühlst dich unwohl, wenn du lügst und anderen Schuld zuschieben willst.

- Dein natürlicher Charme dient dazu, freundlich zu sein und nicht dazu, zu verführen in der Hoffnung, zu kontrollieren.

- Du gestehst dir zu, verletzlich zu sein und deine Ängste oder Sorgen zuzugeben, hältst dich aber deswegen nicht für feige.

UNGERECHTIGKEIT: Statt die Persönlichkeit des *Starren* anzunehmen, machst du die Erfahrung deiner großen **Sensibilität**. Du hast es nicht mehr nötig, allen zu gefallen, und brauchst auch nicht mehr zu kontrollieren, um in dem, was du tust und in deinem Aussehen perfekt zu sein. Du nimmst natürlichere Verhaltensweisen und Einstellungen an.

- Du gestattest dir Pausen in deiner Arbeit, selbst wenn nicht alles fertig oder perfekt ist.

- Dein Streben nach Perfektion ist nützlich, um Schönheit in dein Leben zu bringen – für dich ein sehr wichtiges Element. So versuchst du nicht, perfekt zu sein, um geliebt oder wertgeschätzt zu werden.

- Details werden immer wichtig für dich sein. Demgegenüber erinnerst du dich daran, dass alles nur Erfahrung ist und dass es in der materiellen Welt keine Perfektion gibt.

- Deine Fähigkeit, komplizierte Dinge zu vereinfachen, ist ausgewogener und hilft dir sehr. Deine Erklärungen sind nicht zu kurz, denn du weißt, dass nicht alle dieses Talent haben.

- Deine große natürliche Sensibilität kommt immer mehr zum Ausdruck, entweder so, dass du dir erlaubst, Tränen in den Augen zu haben und sogar zu weinen, oder so, dass du regelmäßig überprüfen kannst, wie du dich fühlst.

- Deine natürliche Begeisterung dir selbst und anderen gegenüber ist ausgewogener.

- Dein Aussehen wird zwar immer wichtig sein, denn du strebst nach Schönheit und Vollkommenheit, aber du kannst dich auch dann wohlfühlen, wenn jemand dich ohne künstliche Hilfsmittel sieht.

Wie du siehst, gibt es zahlreiche sehr augenfällige Anzeichen für die Heilung der Wunden. Diese Liste von natürlicheren Verhaltensweisen und Einstellungen ist auch eine ausgezeichnete Orientierungshilfe, um dir Ziele zu setzen, die du erreichen willst.

Zu allem bisher Gesagten kommt hinzu, dass du mehr im gegenwärtigen Moment lebst und mit deinem ICH BIN in Kontakt kommst, und zwar dadurch, dass du dich aufmerksamer wahrnimmst und dir möglichst oft zugestehst, so zu sein, wie du bist. Dementsprechend ist deine Sensibilität so, dass deine Intuition sich angemessen äußern kann. Du weißt viel schneller, was du wirklich brauchst.

Die Tatsache, dass du besser über die Wunden und Masken Bescheid weißt, hilft dir auch, die Ängste und Bedürfnisse anderer zu erkennen. Pass aber dennoch auf, dass du nicht in die Falle deines Ego tappst. Es kann dich leicht in die Richtung beeinflussen, dass du anderen demonstrieren willst, wie intuitiv (hellsichtig) du bist, um sie zu beeindrucken, zu kontrollieren oder ihnen gegenüber zu bestimmend zu sein. Unsere Intuition sinnvoll einsetzen heißt, anderen helfen, ihre eigenen Bedürfnisse zu entdecken, und das kann nur geschehen, indem wir ihnen die richtigen Fragen stellen.

Nehmen wir beispielsweise einmal an, du findest das Tagebuch eines Angehörigen. Willst du ihm um jeden Preis helfen, die Probleme zu lösen, die du bei ihm gesehen hast, und sagst ihm, dass du sein Tagebuch gelesen hast, dann wird ihm das ganz und gar nicht gefallen – er wird dir deine Indiskretion sogar übel nehmen. Wenn du dagegen das, was du zufällig über ihn erfahren hast, benutzt, um ihm Fragen zu stellen und ihn so anzuleiten, dass er sein wahres Bedürfnis entdeckt und herausfindet, mit welchen Lösungen er es erfüllen kann, dann wird er deine Hilfe mehr zu schätzen wissen.

In dem Maße, wie du deine eigenen Wunden annimmst, akzeptierst du auch die Wunden deiner Angehörigen. Du hast Mitgefühl mit ihnen und das hält dich davon ab, sie zu kritisieren oder zu verurteilen.

Zum Schluss

Zum Abschließen dieses Buches empfehle ich dir, das letzte Kapitel von *Heile die Wunden deiner Seele* noch einmal zu lesen. Dort findest du weitere Informationen, die ich hier nicht noch einmal wiederholen wollte.

Nun bleibt dir nur noch, die Dinge, die du dir nach dem Lesen jedes Kapitels vorgenommen bzw. aufgeschrieben hattest, um sie in deinem Leben anwenden, weiterhin in die Tat umzusetzen. Denk daran: Theoretisches Lernen allein ändert nichts am Leben. Erst wenn wir unsere Einstellung ändern und anders handeln, kann es zu einer Transformation kommen. Solange du nicht verschiedene Erfahrungen machst, kannst du nicht herausfinden, was das Beste für dich ist.

Hier nun zum Schluss eine vollständige Definition der **Heilung der Wunden:**

Du weißt, dass du auf dem Weg der Heilung bist, wenn dir bewusst ist, dass eine Wunde aktiviert ist, dass du den Schmerz der Wunde zu beobachten imstande bist und dir zugestehen kannst, menschlich zu sein.

Dass du die Etappen abgeschlossen hast, erkennst du daran, dass du nicht das Bedürfnis hast, die mit der Wunde verknüpfte Maske zu tragen, und überhaupt nicht mehr automatisch reagierst.

Das Akzeptieren wird von einem Seufzer der Erleichterung gefolgt, es lässt allmählich den Schmerz schwinden und bringt dich wieder zum gegenwärtigen Moment zurück.

Du betrachtest dann die Situation insgesamt als Lebenslektion.

Nachdem ich das Kapitel gelesen habe, beschließe ich, Folgendes in meinem Leben anzuwenden:

_____

_____

_____

_____

_____

_____

_____

_____

_____

_____

_____

_____

_____

_____

_____

_____

Die Autorin

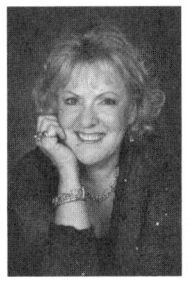

© privat

Lise Bourbeau hat bisher viele Bestseller geschrieben. Sie alle tragen im Kern die zentrale Botschaft: „Höre auf deinen Körper ...", die Lise Bourbeau mit diesen Worten fortführt: „... deinen besten Freund auf Erden".

Lise Bourbeau zählt zu den bedeutendsten spirituellen Lehrerinnen unserer Zeit. Mehr als 20 Bücher hat die Kanadierin bisher geschrieben, darunter zahlreiche ins Deutsche übersetzte Bestseller wie „Dein Körper sagt: «Liebe dich!»" und „Höre auf deinen Körper, deinen besten Freund", die weltweit über 3,5 Millionen Mal verkauft wurden. Bereits 1982 gründete sie das heute größte Seminarzentrum Québecs: „Écoute Ton Corps", das von Menschen rund um den Erdball besucht wird. Ihre praktische Ausbildung und die Botschaft, die sie vermittelt, haben mehr als einer Million Besuchern geholfen, konkrete Veränderungen in ihrem Alltagsleben zu bewirken. Ebenso zupackend wie einfühlsam versteht es Lise Bourbeau, ihren Lesern zu zeigen, wie sie Grenzen, die das Leben zu setzen scheint, überschreiten können, um Lebensziele wie Glück, Frieden, Gelassenheit und Selbstverwirklichung zu erreichen.

Les Editions E.T.C., Inc.
1102 Boulevard La Salette
J5L 2J7 St-Jérôme (Québec)
Canada
www.ecoutetoncorps.com

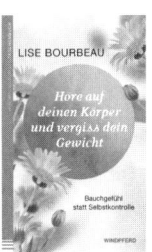
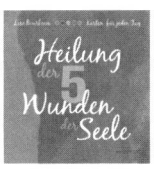
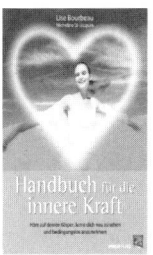
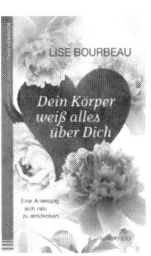
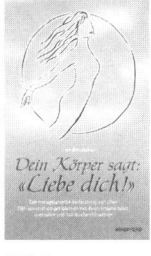
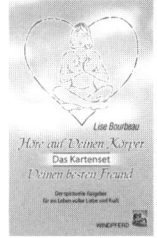
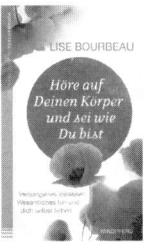
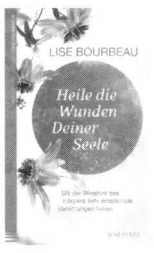
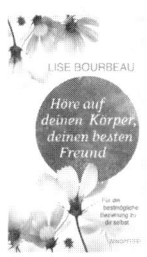